ADHS: Himmelweit und unter Druck

Tina Horlitz
Astrid Schütz

ADHS: Himmelweit und unter Druck

Ressourcen und Stressbewältigung für betroffene Erwachsene und Jugendliche

Mit 19 Abbildungen

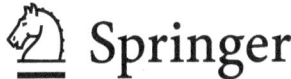

Tina Horlitz
Universität Bamberg
Lehrstuhl für Persönlichkeitspsychologie und
Psychologische Diagnostik
Bamberg

Astrid Schütz
Universität Bamberg
Lehrstuhl für Persönlichkeitspsychologie und
Psychologische Diagnostik
und Kompetenzzentrum für Angewandte
Personalpsychologie
Bamberg

Ergänzendes Material finden Sie unter ▶ http//extras.springer.com/ 978-3-662-44403-0

ISBN 978-3-662-44403-0
DOI 10.1007/978-3-662-44404-7

ISBN 978-3-662-44404-7 (eBook)

Die Deutsche Nationalbibliothek verzeichnet diese Publikation in der Deutschen Nationalbibliografie; detaillierte bibliografische Daten sind im Internet über ▶ http://dnb.d-nb.de abrufbar.

Springer Medizin
© Springer-Verlag Berlin Heidelberg 2015

Dieses Werk ist urheberrechtlich geschützt. Die dadurch begründeten Rechte, insbesondere die der Übersetzung, des Nachdrucks, des Vortrags, der Entnahme von Abbildungen und Tabellen, der Funksendung, der Mikroverfilmung oder der Vervielfältigung auf anderen Wegen und der Speicherung in Datenverarbeitungsanlagen, bleiben, auch bei nur auszugsweiser Verwertung, vorbehalten. Eine Vervielfältigung dieses Werkes oder von Teilen dieses Werkes ist auch im Einzelfall nur in den Grenzen der gesetzlichen Bestimmungen des Urheberrechtsgesetzes der Bundesrepublik Deutschland vom 9. September 1965 in der jeweils geltenden Fassung zulässig. Sie ist grundsätzlich vergütungspflichtig. Zuwiderhandlungen unterliegen den Strafbestimmungen des Urheberrechtsgesetzes.

Produkthaftung: Für Angaben über Dosierungsanweisungen und Applikationsformen kann vom Verlag keine Gewähr übernommen werden. Derartige Angaben müssen vom jeweiligen Anwender im Einzelfall anhand anderer Literaturstellen auf ihre Richtigkeit überprüft werden.

Die Wiedergabe von Gebrauchsnamen, Warenbezeichnungen usw. in diesem Werk berechtigt auch ohne besondere Kennzeichnung nicht zu der Annahme, dass solche Namen im Sinne der Warenzeichen- und Markenschutzgesetzgebung als frei zu betrachten wären und daher von jedermann benutzt werden dürfen.

Abbildungen: Deborah Sina Laqua, Bamberg und Claudia Styrsky, München
Umschlaggestaltung: deblik Berlin
Fotonachweis Umschlag: © IBushuev / iStock
Herstellung: Crest Premedia Solutions (P) Ltd., Pune, India

Gedruckt auf säurefreiem und chlorfrei gebleichtem Papier

Springer Medizin ist Teil der Fachverlagsgruppe Springer Science+Business Media
www.springer.com

Vorwort

In den letzten Jahrzehnten sind immer mehr Einrichtungen und Netzwerke entstanden, die sich auf die Diagnostik, Beratung und Behandlung von Kindern mit AD(H)S spezialisiert haben. Insbesondere im schulischen Bereich sind die Bemühungen groß, betroffenen Schülerinnen und Schülern durch professionelle Unterstützung die Verbesserung ihrer Lernleistungen zu ermöglichen. Von Konzentration über soziale Kompetenzen bis hin zu selbstregulatorischen Fähigkeiten reichen die Themen, für die verschiedenste Trainings konzipiert wurden. Beispielsweise im Rahmen von speziell auf das Aufmerksamkeitsdefizitsyndrom ausgelegten lerntherapeutischen Angeboten wird mit solchen Materialien an den Ressourcen der Betroffenen gearbeitet. So soll einerseits die Lernfähigkeit, andererseits ein positiveres Selbstbild und stabiler Selbstwert gefördert werden. Darüber hinaus gibt es Angebote wie Elternworkshops und Lehrerweiterbildungen, um das soziale Umfeld der Kinder zu informieren und für deren Besonderheiten und Bedürfnisse zu sensibilisieren.

Mit dem Erreichen eines Schulabschlusses beziehungsweise der Volljährigkeit nimmt die Intensität der Hilfsangebote allerdings deutlich ab. Medikamente werden nicht mehr verschrieben, die Ziele von Lernförderungen sind erreicht und ein weitgehend selbständiger Übergang in die Arbeitswelt wird erwartet. Lange Zeit war der Irrtum verbreitet, AD(H)S wüchse sich aus und die Symptome ließen im Erwachsenenalter nach. Inzwischen zeigen Forschungsbefunde aber klar, dass die Symptome sich nicht einfach auflösen, sondern nur verändern. Erwachsene Betroffene verfügen über mehr Kompensationsstrategien, erleben aber weiterhin substantielle Belastung und benötigen Unterstützung. Wer keines der wenigen Selbstmanagement- oder Stresstrainings für Erwachsene mit AD(H)S besuchen kann, für den bieten sich der Austausch mit anderen Betroffenen und die Selbsthilfe unter Berücksichtigung von Ratgeberliteratur an. Allgemeine Informationen zu AD(H)S, Hilfe im Umgang in und mit Partnerschaften sind zu finden. Elternratgeber für betroffene Kinder gibt es zahlreich.

In dem Buch, das Sie eben in Händen halten, haben wir uns das Ziel gesetzt, sowohl allgemeine Informationen zu AD(H)S im Erwachsenenalter zu vermitteln als auch die Zusammenhänge zu Belastung durch Stress zu beleuchten. Zu diesem Zweck haben wir uns entschieden, Ihnen Einblicke in eine Fallgeschichte zu ermöglichen und an nachgestellten Gesprächen zwischen Anny und einem Psychologen teilzuhaben. Anny stellt viele Fragen, die Sie auch beschäftigen könnten und erhält alltagsnahe Erklärungen zu ihren Alltagserfahrungen, -problemen und -erfolgen. Dabei kommt auch sie selbst ausführlich zu Wort. Sie beschreibt unter anderem die Erfahrung des Hyperfokus, die viele Erwachsene mit AD(H)S als etwas Besonderes und als Ressource erleben. Vielleicht erkennen Sie sich in diesen Berichten wieder. Dazwischen werden auch immer wieder Sie, liebe Leserinnen und Leser, angesprochen. Diese Passagen werden zusammenfassend mit »An die Leser« eingeleitet.

Um weitere Ressourcen geht es im zweiten Teil des Buches, der praktische Übungen und Arbeitsblätter, Reflexionsfragen und Strategien zur Bewältigung von Stresserleben bei AD(H)S anbietet. Die Übungen werden anschaulich erklärt, enthalten alltagsnahe Arbeitsaufträge als Strukturierungshilfen und lassen sich von Ihnen auf selbst definierte Ziele ausrichten.

In diesem Sinne sehen wir diesen Ratgeber als »**Hand-Buch**«: Wir ermutigen Sie, liebe Leserinnen und Leser, Ihre Belastungen durch AD(H)S und andere Stressfaktoren in die eigene Hand zu nehmen, eigene Bewältigungsstrategien aktiv zu erweitern und sie für Ihr Wohlbefinden einzusetzen. Das Buch soll Sie befähigen, selbstständig und nachhaltig ihre Fertigkeiten zu erweitern und ihre Lebensqualität selbstbestimmt zu verbessern.

Wir danken Herrn Prof. Dr. Otmar Kabat vel Job und Frau Dr. Alexandra Götze ganz herzlich für ihren geduldigen Beistand und ihre engagiert-lebendige AD(H)S-Expertise bei der Betreuung der Qualifikationsarbeit der Erstautorin zum Thema »Hyperfokus«. Damit verbunden danken wir Petra Liebl für wertvolle Gespräche und inspirierende Zusammenarbeit im Rahmen eines studentischen Forschungsprojekts. Wir danken weiterhin Eileen Bendig, Jana Kammerhoff, Anja Limmer und Christine Rathemacher für wertvolle Hinweise zu früheren Versionen des Textes. Für die Unterstützung in grafischen Belangen danken wir Debora Laqua. Monika Radecki danken wir für die Idee zu diesem Buch. Ihr, Sigrid Janke und Gisela Schmitt vom Verlag danken wir für die stets engagierte und hilfreiche Betreuung während seiner Entstehungsphase.

Alle Arbeitsblätter dieses Buches finden Sie auch unter ▶ http://extras.springer.com nach Eingabe der ISBN.

Tina Horlitz und Astrid Schütz
Chemnitz und Bamberg, im Januar 2015

Die Autorinnen

- **Tina Horlitz**

Dipl.-Psych. Tina Horlitz hat Psychologie an der TU Chemnitz studiert. Sie war währenddessen an den Professuren für Persönlichkeitspsychologie und Diagnostik sowie Entwicklungs- und Pädagogische Psychologie als studentische Mitarbeiterin beschäftigt. Darüber hinaus arbeitete sie im Rahmen des Chemnitzer berufsbegleitenden Weiterbildungsstudiengangs »Integrative Lerntherapie« mit, in dem Lernschwierigkeiten bei Schülerinnen und Schülern, beispielsweise mit AD(H)S, aus interdisziplinären Perspektiven und mit dem Schwerpunkt des Ressourcenmanagements beleuchtet werden. Auf dieser Basis verfasste sie ihre Qualifikationsarbeit zum Thema »Die Erfahrung des Hyperfokus bei Erwachsenen mit AD(H)S. Eine qualitative Untersuchung«.

Seit 2012 arbeitet sie als wissenschaftliche Mitarbeiterin am Lehrstuhl für Persönlichkeitspsychologie, Diagnostik und Personalpsychologie der Universität Bamberg und lehrt qualitative Forschungs- und Diagnostikmethoden der Psychologie sowie in fachübergreifenden Seminaren zu den Zusammenhängen zwischen Psychologie und Literatur. Darüber hinaus ist sie mittlerweile Dozentin im Studiengang ILT.

- **Astrid Schütz**

Prof. Dr. Astrid Schütz hat Psychologie, Pädagogik, Soziologie, Communication und Gender Studies in Erlangen, Bamberg und Tuscaloosa studiert. 1992 wurde Sie mit der Arbeit »Selbstdarstellung von Politikern« promoviert. 1992-1993 war sie Visiting Researcher an der University of Virginia und 1998 an der Case Western Reserve University. Die Habilitation folgte 1999 mit der Arbeit »Selbstwertdynamik und Selbstwertregulation«. 1999 wurde sie zur Professorin für Persönlichkeitspsychologie und Psychologische Diagnostik an der TU Chemnitz berufen. 2003 war sie Visiting Professor am Centre for Self and Identity der University of Southampton. Seit 2011 ist sie Inhaberin des Lehrstuhls für Persönlichkeitspsychologie und Psychologische Diagnostik der Universität Bamberg. Dort leitet sie auch das Kompetenzzentrum für Angewandte Personalpsychologie. Sie hat zwei erwachsene Kinder.

Ihre Forschungsschwerpunkte sind Selbstdarstellung und Persönlichkeit, Selbstwertschätzung und Narzissmus, Coaching und Persönlichkeitsentwicklung, Emotionale Intelligenz, Potentialdiagnostik und Personalauswahl sowie Kommunikation und Interaktion. In diesen Bereichen hat Astrid Schütz neben wissenschaftlichen Forschungsprojekten und zahlreichen Publikationen in internationalen Fachzeitschriften mehrere Entwicklungsprojekte für die Praxis realisiert Für eine breite Leserschaft geschrieben sind die folgenden Bücher: »Psychologie. Eine Einführung in Grundlagen und Anwendungsfelder«, »Je selbstsicherer, desto besser? Licht und Schatten positiver Selbstbewertung«, »Positives Denken. Chancen, Risiken, Alternativen«, »Stressbewältigung im Arbeitskontext« und »Psychologie der Kommunikation«.

Inhaltsverzeichnis

I Theorieteil

1   Fallbeispiel Anny und AD(H)S bei Erwachsenen 3
T. Horlitz, A. Schütz
1.1   Anny 4
1.2   Grundlagen AD(H)S 6

2   Stress 19
T. Horlitz, A. Schütz

3   »Himmelweiter Hyperfokus« 39
T. Horlitz, A. Schütz

II Anwendungsteil

4   Von der Theorie zur Praxis – Ziele für die Anwendung 53
T. Horlitz, A. Schütz

5   Stressbewältigung 59
T. Horlitz, A. Schütz

6   AD(H)S-Spezifik 67
T. Horlitz, A. Schütz

7   Epilog 87
T. Horlitz, A. Schütz

Serviceteil

Literatur 96

Stichwortverzeichnis 99

Theorieteil

Kapitel 1 Fallbeispiel Anny und AD(H)S bei Erwachsenen – 3
T. Horlitz, A. Schütz

Kapitel 2 Stress – 19
T. Horlitz, A. Schütz

Kapitel 3 »Himmelweiter Hyperfokus« – 39
T. Horlitz, A. Schütz

Fallbeispiel Anny und AD(H)S bei Erwachsenen

T. Horlitz, A. Schütz

1.1 Anny – 4

1.2 Grundlagen AD(H)S – 6

1.1 Anny

Fallbeispiel

An die Leser Sind Sie jemand, der Anny ähnelt?

Anny ist eine Mitvierzigerin und hat AD(H)S. Jedenfalls sagt man das wohl so - jemand »hat AD(H)S«. Anny fühlt sich aber nicht, als hätte sie einen Virus oder eine Krankheit. Sie bemerkt zwar, dass ihre Wahrnehmungs- und Handlungsmuster sich oft von denen vieler anderer Menschen unterscheiden, das verschafft ihr sowohl im Beruf als auch in der Familie und im Freundeskreis manchmal Nachteile. Aber fast ebenso oft erlebt sie ihre Art, mit der Welt umzugehen, auch als besondere Fähigkeit und Chance.

Anny hätte vermutlich Schwierigkeiten, dieses Buch zu lesen. Sie hätte gar keine Zeit, sich damit zu beschäftigen. Sie ist viel unterwegs, und wenn sie das nicht ist, hat sie viel zu tun.

Aber lassen Sie sich mehr von Anny erzählen. Nach ihrem Abitur, was sie mit einer durchschnittlichen Note abschloss, studierte Anny Betriebswirtschaftslehre. Sie war interessiert und das Studieren fiel ihr leicht. Gleich nach dem Studium wurde sie von einer Firma geworben, die Einzelteile für elektronische Geräte herstellte. Der Job war vielseitig und die richtige Herausforderung für Anny. Nach ein paar Jahren jedoch träumte sie von einem eigenen Geschäft, die Firma kam ihr eng vor. Sie hatte das Gefühl, ihre Ideen nicht einbringen zu können und als Arbeitnehmerin abhängig zu sein.

Als Betriebswirtin machte sie sich selbständig und eröffnete ein Reisebüro. Das Reisen und das Planen von Ausflügen waren ihre Leidenschaft. Diese Freude mit einem Beruf zu verbinden, in dem sie ihr »eigener Herr« sein konnte, machte die Geschäftsidee zu einem Traumunternehmen für Anny. Das Reisebüro blühte auf, die Kunden mochten Annys offene Art und ihre kreativen Ideen, mit denen sie die individuellen Reisewünsche realisierte. Die Arbeit ging ihr leicht von der Hand, sie plante schnell, kombinierte in Windeseile Reiserouten, stellte alles organisatorisch Wichtige übersichtlich und strukturiert zusammen. Ihre Kunden blieben ihr über Jahre treu und sie erinnerte sich, ohne im Computer nachzusehen, an die gesamte Reisehistorie jedes Einzelnen. Einen Haken hatte das Geschäft aber doch: Steuerangelegenheiten, die Personalverwaltung und alles, was ein Geschäft an administrativen Arbeiten erfordert, belasteten Anny sehr. Die Papierberge im Hinterzimmer im Überblick zu behalten, kostete sie Unmengen an Energie. Obwohl ihr die inhaltliche Arbeit noch immer großen Spaß machte, fühlte sich Anny nach ein paar Jahren dermaßen geknechtet, dass sie ihr Reisebüro nicht mehr als Traum, sondern nur noch als Last empfand, als Verantwortung, die sie nicht mehr haben wollte. Ein Kompagnon fand sich nicht und eine Mitarbeiterin oder einen Mitarbeiter für Verwaltungszwecke konnte sie aufgrund der Größe des Geschäftes nicht einstellen. Sie verkaufte ihr Reisebüro. Zurück blieb das Interesse an der Arbeit mit Menschen. Sie erinnerte sich, dass sie damals auch gern Sozialpädagogik studiert hätte.

»Wann, wenn nicht jetzt?«, fragte sie sich nach dem Verkauf des Reisebüros und begann mit Anfang 40 das Studium. Der Zeitpunkt war auch günstig, was ihre Familie betraf: Anny und ihr Mann haben zwei Kinder, einen Jungen und ein Mädchen, die zu Beginn des neuen Studiums 12 und 14 Jahre alt waren. Nick war ein ruhiges Kind und kam in der Schule schon immer gut zurecht. Miriam dagegen war sehr aufgeweckt, vertrat ihre Meinung sehr lebhaft vor den Lehrern ihrer Schule und nahm auch sonst kein Blatt vor den Mund. Ihre Hausaufgaben machte sie widerwillig und nur mit großer Überwindung. Ihre Konzentration hielt nicht lange an, ihr Engagement war dementsprechend niedrig. Anny und ihr Mann gaben sich immer die größte Mühe, beiden Kindern in ihrer Unterschiedlichkeit gerecht zu werden und schafften dies unter großer Anstrengung in den meisten Fällen auch.

Heute arbeitet Anny als Sozialpädagogin, ihre Tochter absolviert eine Ausbildung, ihr Sohn steckt mitten im Abitur. Mittlerweile weiß Anny, dass Miriams Schwierigkeiten auf das Aufmerksamkeitsdefizitsyndrom zurückzuführen sind. Und sie weiß auch, dass sie selbst Verhalten und Besonderheiten im Erleben aufweist, die AD(H)S nahelegen. Sie spürt genau, dass sie mit bestimmten Situationen, in denen viele andere Menschen keine Probleme haben, einfach überfordert ist. Aber sie empfindet ebenfalls sehr deutlich, dass sie viele Kompetenzen hat, durch die sie anderen oftmals überlegen ist.

Darüber hinaus hat Anny festgestellt, dass es einen Begriff gibt, der beides – Überforderung und Überlegenheit – vereint: Stress. Um zu verstehen, was es mit dieser seltsamen Paradoxie auf sich hat, gibt es dieses Buch.

Lange bevor Anny von dem Buch, das Sie gerade lesen, wusste, hatte sie Fragen. Fragen, mit denen sie sich um Miriam sorgte, aber vor allem auch Fragen, mit denen sie sich selbst hinterfragte. Anny wandte sich damit an ihre Hausärztin, die sie zu einem Psychologen überwies. Herr Fichte stellte sich diesen Fragen und half ihr, selbständig mit den Antworten umzugehen.

Anny und Herr Fichte haben uns erlaubt, Teile ihrer Gespräche in diesem Buch für Sie zusammenzutragen, um Ihnen damit den Umgang mit AD(H)S zu erleichtern und Stresssituationen besser bewältigen zu können.

Als Fallbeispiel haben wir eine Patientin und einen Therapeuten gewählt. Tatsächlich gibt es aber mehr männliche als weibliche Betroffene und mehr Psychologinnen als Psychologen. Insofern sind jeweils Männer und Frauen beider Gruppen gemeint.

1.2 Grundlagen AD(H)S

Anny: Über AD(H)S bei Kindern und Jugendlichen weiß man mittlerweile viel. Kann ich als Erwachsene tatsächlich auch betroffen sein?

Kernsymptome

Psychologe: Ja, Sie können auch als Erwachsene betroffen sein. Die drei Kernsymptome des wissenschaftlich als »Aufmerksamkeitsdefizit-/Hyperaktivitätsstörung« bezeichneten Syndroms bestehen in unterschiedlicher Ausprägung über alle Altersstufen hinweg (ICD-10, World Health Organisation 1992). Diese Dreifaltigkeit der Symptomatik äußert sich durch
- Unaufmerksamkeit,
- Hyperaktivität,
- Impulsivität

und wird durch entwicklungspsychologische Veränderungen und individuelle Lernprozesse, aber auch durch Faktoren Ihrer sozialen Umgebung beeinflusst.

Unaufmerksamkeit

Unaufmerksamkeit besteht im Allgemeinen darin, dass Betroffene viele Flüchtigkeitsfehler machen. Bei der Arbeit oder anderen Tätigkeiten vernachlässigen sie manchmal Einzelheiten, da sie ihre Aufmerksamkeit nicht über längere Zeit aufrechterhalten können. Auch fällt es ihnen schwer, Pflichten, z. B. am Arbeitsplatz, zu Ende zu bringen. Einerseits ist dies Ausdruck der Ablenkbarkeit durch äußere Reize, andererseits führen diese Schwierigkeiten bei der Aufmerksamkeitsfokussierung dazu, dass die Arbeitsweise der AD(H)S-Erwachsenen bei beruflichen Aufgabenstellungen ebenso wie im Privatleben ungeordnet anmutet. Es macht ihnen Probleme, Aktivitäten und Aufgaben zu organisieren, zu planen, d. h. in Teilschritte aufzuteilen, und diese zielführend umzusetzen.

Darüber hinaus sorgt der Aufmerksamkeitsmangel auch dafür, dass Gegenstände oft verloren oder vergessen werden. Häufig vermitteln AD(H)S-Betroffene den Eindruck, dass sie nicht zuhören, wenn andere sie ansprechen.

Hyperaktivität

Die typische **Hyperaktivität**, die bei Kindern Anlass dafür ist, zappelig zu sein, nicht sitzen bleiben zu können und übermäßig viel zu reden, bleibt bei Erwachsenen häufig auf ein subjektives

1.2 · Grundlagen AD(H)S

Gefühl der inneren Unruhe beschränkt. Viele Betroffene haben Bewältigungsstrategien gegen den motorischen Bewegungsimpuls entwickelt. Das Gefühl der Rastlosigkeit und das Gefühl, »unterwegs« sein zu müssen, begleitet zahlreiche erwachsene AD(H)S-Betroffene, die sich selbst auch oft als AD(H)Sler bezeichnen, jedoch weiterhin. Gute Beobachter können das beispielsweise an oft veränderten Sitzpositionen während eines Gespräches oder an ausladenden Gesten beim Sprechen erkennen. Auch das Spielen mit kleinen Gegenständen während Gesprächen bleibt als Anzeichen sichtbar.

Das dritte Kernsymptom, die **Impulsivität**, bezieht sich auf die selbstregulativen Fähigkeiten der AD(H)S-Betroffenen. Häufig handeln oder sprechen sie ohne langes Nachdenken. Scheinbar unüberlegt beginnen sie neue Projekte, ohne diese auf lange Sicht zu planen, oder entscheiden sich für riskante Geldgeschäfte, deren Konsequenzen sie nicht bedenken und absehen können. Auf der Suche nach Herausforderungen verhalten sich Erwachsene mit AD(H)S daher sehr risikofreudig und begeben sich häufig in Gefahr. Hinzu kommt unbeherrschtes, sozial unangemessenes Verhalten, das zu Streitigkeiten führt und eine Reihe von Problemen im beruflichen wie auch privaten Bereich nach sich ziehen kann.

Impulsivität

Betrachtet man diese hauptsächlichen Symptome in ihrem Zusammenspiel, erscheinen die im Folgenden ergänzten (Wender 1995) wie deren logische Folge:
- Desorganisation,
- Stimmungsschwankungen,
- Stressintoleranz.

Wender-Utah-Kriterien

Desorganisation wird besonders auffällig, wo Menschen mit AD(H)S Schwierigkeiten haben, Termine und Verabredungen einzuhalten. Sie können generell nur schwer Prioritäten setzen und mit einschränkenden Zeitvorgaben umgehen. Durch ihre unsystematische Arbeitsweise geraten sie unter Druck, wechseln sprunghaft zwischen begonnenen Tätigkeiten, ohne diese zu Ende zu führen. Aufgrund der dabei fehlenden Selbststrukturierung können sich effiziente Problemlösestrategien nicht etablieren. AD(H)S-Betroffene spüren daher keinen Lernerfolg, wenn es gilt, ein bestimmtes Vorgehen bei der nächsten Aufgabe wiederholt anzuwenden. Die mangelnde Organisationsfähigkeit resultiert im Wesentlichen aus der starken Ablenkbarkeit, die in Verbindung mit Impulsivität auch die Entstehung effektiver Selbstinstruktionen und stabiler Verhaltensmuster verhindert. Das sich daraus entwickelnde subjektive Überforderungsgefühl kann einer der Gründe für niedrigen Selbstwert sein, insbesondere aber auch für

Desorganisation

Stimmungsschwankungen

erhöhtes Stresserleben. Darauf werden wir im Laufe unseres Gesprächs noch öfter zurückkommen.

Ein weiteres Symptom, das unter dem Begriff der Impulsivität bereits Erwähnung fand, ist die Tendenz zu starken **Stimmungsschwankungen**. AD(H)S-Betroffene haben meist eine recht niedrige Frustrationstoleranz und reagieren in emotional getönten Situationen sehr stark. Kleinigkeiten können hier zu starker Niedergeschlagenheit und Bagatellen zu ausgeprägter Erregung führen, die wiederum problematisch für das soziale Umfeld werden kann.

Die für das Kindesalter charakteristische allgemein **geringe Toleranz gegenüber Belastungen und Frustrationen** besteht also auch im Erwachsenenalter fort. AD(H)S-Betroffene haben Schwierigkeiten, adäquat mit Stressoren umzugehen und Strategien zu entwickeln, um belastende Situationen zu bewältigen. Extreme emotionale Reaktionen, ob Ängstlichkeit, Unsicherheit oder aufbrausendes, ungeduldiges Verhalten, verstärken zudem das Stressempfinden und begünstigen über einen Teufelskreis niedrige Selbstwertschätzung (Schütz 2005).

Anny: Viele der angesprochenen Probleme, die ich an mir wiedererkenne, lerne ich jetzt besser einzuordnen. Das ist tröstlich und beunruhigend zugleich. Warum haben wir diese Schwierigkeiten? Was sind die Ursachen?

Komplexes Ursachengefüge

Psychologe: Seit mittlerweile einigen Jahrzehnten gibt es anhaltende Untersuchungen zu den Ursachen und Einflussfaktoren von AD(H)S. Eine große Zahl von Möglichkeiten konnte beschrieben werden, aber eine eindeutige Befundlage über ihr Zusammenspiel und das jeweilige Gewicht in ihrer Wirkung auf sich entwickelnde, subjektiv und objektiv oft starke Beeinträchtigungen, ergab sich bisher noch nicht. Die Forschungsergebnisse lassen sich dahingehend zusammenfassen, dass AD(H)S durch Beteiligung einer Vielzahl genetischer und umweltbedingter Risikofaktoren entsteht. Aber das muss Sie nicht beunruhigen, die Beeinträchtigungsbilder, die unter das Syndrom zu zählen sind, können individuell so verschieden sein, dass es nur verständlich ist, dass man nach vielfältigen Einflussfaktoren suchen muss.

Anny: Wenn die Einflüsse zahlreich sind und die Symptome unterschiedlich, wie kann ich dann sicher sein, dass meine Diagnose wirklich angemessen und mein Problem nicht eigentlich ein anderes ist?

1.2 · Grundlagen AD(H)S

Psychologe: Sie sprechen einen wichtigen Punkt an. Für die Diagnostik von AD(H)S bei Erwachsenen ist es wichtig zu wissen, dass das Syndrom nur in seltenen Fällen isoliert von anderen Beeinträchtigungen auftritt. Im Verlauf der Symptomatik entwickeln sich andere Schwierigkeiten, oder aber sie sind von Anfang an schwer vom Störungsbild AD(H)S zu unterscheiden. Das kann dazu führen, dass fehlerhafte Diagnosen gestellt werden, meist werden die AD(H)S-Symptome vernachlässigt und der Fokus auf Begleiterscheinungen gelegt. Wenn auch nur diese behandelt werden, kann das für die Betroffenen gravierende Folgen haben. Im Sinne einer Abwärtsspirale kann es die Schwierigkeiten im Berufs- und Privatleben noch vergrößern. Am häufigsten kommt es vor, dass AD(H)S in Kombination auftritt mit (Faraone et al. 2005):

- affektiven Störungen,
- Angststörungen,
- Substanz- und Alkoholmissbrauch,
- Essstörungen,
- Störungen des Sozialverhaltens.

Begleiterscheinungen

Eine gründliche Diagnostik und mehrfache Gespräche mit Hausarzt, Psychologen und anderen Betroffenen können und sollten den Umgang mit dieser Unsicherheit unterstützen und stabilisieren.

Anny: Dabei muss man auch die Veränderungen im Verlauf des Syndroms berücksichtigen, richtig?

Psychologe (weiter): Das stimmt. Die weltweite Häufigkeit von AD(H)S im Kindes- und Jugendalter liegt laut wissenschaftlichen Untersuchungen bei 5,3 % (Polancyk 2007). Das AD(H)S mit seinen verschiedenen Subtypen und zahlreichen Sekundärsymptomen ist damit eine der häufigsten kinderpsychiatrischen Störungen (Cantwell 1996). Was Erwachsene betrifft, gibt es erst in neuester Zeit ausreichend umfangreiche Untersuchungen, um eine Aussage über die Häufigkeit machen zu können. International beläuft sich die Zahl auf 3,4 % der Erwachsenen (Kessler et al. 2006).

Häufigkeit und Veränderungen im Verlauf

Man geht davon aus, dass der größte Teil der im Kindesalter Betroffenen im Laufe der Jugend und des Erwachsenenalters weiterhin Symptome aufweisen (Steinhausen u. Sobanski 2010). Darüber hinaus nimmt die Gefahr von Komplikationen durch die Veränderung der Symptomausprägung zu. Die aufgeführten Kernsymptome lassen sich noch bei 60 % der als Kind betroffenen Erwachsenen diagnostizieren (Retz et al. 2003). Aber diese Grundproblematik unterliegt mit fortschreitender Entwicklung der Betroffenen auch immer mehr psychosozialen Einflüssen (Lehmkuhl et al. 2009), sodass Schweregrad, Komorbiditäten (gleichzeitig mit AD(H)S auftretende Symptome anderer Störungen) und Verlauf des AD(H)S extremen Schwankungen unterliegen. Besonders belastende Verläufe treten auf, wenn eine ausgesprochen deutlich ausgeprägte Kernsymptomatik vorliegt und zusätzlich durch schwierige Lebensumstände, ungünstige soziale Umgebungen und mangelnde Bewältigungsstrategien ein noch breiteres Symptomspektrum entsteht.

Dass es viele Betroffene gibt und deren Leidensdruck im Verlauf der Jahre nur selten abnimmt, führt zu einer großen Nachfrage an Interventionsansätzen. Erst in den letzten Jahren ist die Entwicklung von Diagnose- und Therapieverfahren für erwachsene Betroffene intensiver betrachtet worden (Hesslinger 2009).

Anny: Wie werde ich als Betroffene dann je wissen, was ich gegen meine Vergesslichkeit, gegen die Instabilität meiner Gefühle, gegen das Chaos auf meinem Schreibtisch tun kann. Kann ich überhaupt etwas dagegen tun?

Auslöser und Bewältigung

Psychologe: Wenn wir, wie gesagt, davon ausgehen, dass die Entstehung von AD(H)S durch ein Gefüge von biologischen, psychischen und sozialen Einflussfaktoren begünstigt wird, gibt es auf diese Frage verschiedene Antworten:

Biologisch-medizinische Perspektive

Biologischen Auslösern, wie beispielsweise genetischen Faktoren, die die Grundlage verschiedener Entstehungsmodelle bilden (z. B. Döpfner et al. 2010), Veränderungen in der Gehirnstruktur (u. a. Schmidt 2002) oder der ungenügend ausbalancierten Ausschüttung verschiedener verantwortlicher Neurotransmitter (u. a. Huber et al. 2007; Lehmkuhl et al. 2009; Tannock 1998) können Sie kaum direkt oder bestenfalls kurzfristig mit Medikamenten begegnen.

Psychologische Perspektive

Aus psychologischer Perspektive ist zu sagen, dass Sie sehr viel tun können, um Ihren Umgang mit AD(H)S und den resultierenden Schwierigkeiten zu erleichtern. Für viele der Probleme gibt es Strategien, die mit regelmäßiger und systematischer Übung und diszipliniertem Training gelernt werden können. Dazu gehören unter anderem:
- Fokussieren der Aufmerksamkeit über eine längere Zeitspanne,
- Planung und Durchführung von Aufgaben,
- Selbstinstruktionsmechanismen zur Stabilisierung der Motivation,
- systematische Kommunikationsstrategien,

1.2 · Grundlagen AD(H)S

- soziale Fähigkeiten,
- stressreduzierende Denk- und Verhaltensmuster.

Einflüsse aus der Umgebung und der **sozialen Umwelt** können mit verschiedenen Einschränkungen auch verändert werden. Sie können eine sog. stimulusarme Umgebung aufsuchen oder für sich gestalten, z. B. am Arbeitsplatz, um ablenkende Einflüsse zu reduzieren. Daneben ist es auch sinnvoll, Schwierigkeiten im sozialen Umfeld zu reflektieren und daran zu arbeiten, entweder das eigene Verhalten sozial verträglicher zu regulieren oder Situationen zu erkennen, die besser gemieden werden.

Umweltbezogene Perspektive

An die Leser Zu diesen Aspekten erhalten Sie im Anwendungsteil des Buches wertvolle Tipps, Strategievorschläge und Übungsbeispiele. Wir hoffen, Ihnen, liebe Leserinnen und Leser, mit diesem »Hand-Buch«, wie wir es im Vorwort bezeichnen, Strategien und Kompetenzen an die Hand zu geben, mit denen Sie arbeiten können.

Unser Anliegen war, einerseits mit Informationen zu den Teilthemen AD(H)S und Stress und andererseits mit exemplarischen Übungen und Reflexionsaufgaben an Ihr Wissen und Ihre Ressourcen anzuknüpfen und diese zu erweitern. Darüber hinaus zielt das »Hand-Buch« darauf ab, AD(H)S-Betroffenen mit den eingesetzten Arbeitsblättern und Gedankenanstößen die Möglichkeit zu geben, selbständig an Zielen und Strategien zu arbeiten. Anny führt unterdessen das Gespräch fort.

Anny: **Ich denke, es gibt den einen oder die andere, auch unter meinen betroffenen Bekannten, für die oder den eine Hilfe mit vorgegebener Struktur besser geeignet ist. Möglicherweise ist es für manche von ihnen sehr herausfordernd, die Selbstdisziplin aufzubringen, die zur selbständigen Bearbeitung der Übungsvorschläge notwendig ist. Und darüber hinaus könnte es sein, dass die Übertragung des Gelernten und Eingeübten in den langfristigen Alltag schwierig ist. Welche Möglichkeiten gibt es für diese Betroffenen?**

Psychologe: Wieder einmal haben Sie ein wichtiges Thema angesprochen. Für diejenigen AD(H)S-Betroffenen, die sich für längerfristige und professionelle Beratungs- und Interventionsangebote interessieren, werden zahlreiche Trainings- und Therapieformen angeboten. Man kann verschiedene Ansätze unterscheiden, die sich jeweils auf bestimmte Symptome beziehen und an Ressourcen anknüpfen.

Beratungsmöglichkeiten und Interventionsangebote

Psychotherapie im Allgemeinen

- **Psychotherapie von AD(H)S im Erwachsenenalter**

Wenn Sie auf diese Formulierung stoßen, verbirgt sich dahinter in der Regel eine phänomen- und störungsspezifische Psychotherapie, die individuell auf Sie zugeschnitten werden kann. Die Vorteile dieser sehr allgemeinen Herangehensweise liegen nach Hesslinger und Kollegen (2004) darin, dass an das Vorwissen der Betroffenen angeknüpft und von ihren ganz persönlichen Bedürfnissen ausgegangen werden kann. Dabei sind Einzel- und Gruppensitzungen möglich, je nachdem, welche Themen für die Klientin oder den Klienten relevant sind. Der Erfolg der therapeutischen Behandlung ist auf die Mitarbeit der Betroffenen angewiesen. Zunächst geht es darum, diese mit ausreichend Informationen über das Symptomspektrum von AD(H)S zu versorgen. Danach wird auf dieser Basis ein symptomorientierter Therapieplan entworfen. Zum Problemverhalten bzw. zu Erfahrungen von symptomverursachter Überforderung findet eine genaue Verhaltensanalyse statt, sodass verschiedene Problemkonstellationen und resultierende Zielstellungen Ansatzpunkte für den Umgang mit Schwierigkeiten sein können. Bearbeitet werden dabei vor allem:

- Strukturierung des Alltags,
- Gefühlsregulation und Impulskontrolle in unterschiedlichen, belastenden Situationen,
- Strategien zum Stressmanagement,
- Selbstachtung,
- Beziehungen; Paar- und Familiengespräche,
- Aspekte der Achtsamkeit,
- Komorbidität.

Im Rahmen dieser allgemeinen Herangehensweise kann es vorkommen, dass Ihnen seitens der Therapeutin oder des Therapeuten bestimmte Methoden zur Veränderung Ihres Erlebens und Verhaltens vorgestellt werden. Einerseits gehören dazu Ansätze, die auf der Ebene Ihres Verhaltens operieren. Diese Hilfsangebote arbeiten im Schwerpunkt mit Ihren Fähigkeiten, gewünschte Verhaltensmuster erlernen zu können und unerwünschtes Verhalten weniger häufig zu zeigen. Diese Strategien haben großes Potenzial, AD(H)S-Symptome kontrollierbarer zu machen. Es kostet jedoch oft viel Anstrengung und viel Zeit, diese Lernprozesse so nachhaltig zu automatisieren, dass sie Ihnen als Betroffene den Umgang mit AD(H)S erleichtern. Andererseits haben sich therapeutische Ansätze etabliert, die mit Hilfe Ihrer eigenen Urteils- und Reflexionsfähigkeit Veränderungen hervorrufen wollen. Diese sog. metakognitiven Ansätze heben nicht auf das Lernen konkreter Verhaltensmuster ab, sondern sollen Sie im Umgang mit symptomatischen und damit zusammenhängenden Problemen unterstützen. Ich denke, es ist hilfreich, Ihnen die erwähnten Schwerpunktsetzungen kurz zu beschreiben.

- **Kognitive Verhaltenstherapie und kognitiv-behaviorale Strategien (z. B. Safren et al. 2009; Elsässer et al. 2010)**

Therapieansätze, die unter dieser Bezeichnung zusammengefasst werden, haben das Ziel, zeitnah und wirkungsvoll an Ihren Denk- und Verhaltensmustern zu arbeiten. In der Regel sind sie modular aufgebaut und beziehen sich auf die Symptombereiche, die für Erwachsene mit AD(H)S beschrieben werden.

Als besonders wichtig erachten es Therapeutinnen und Therapeuten, den Umgang mit der symptomatischen Ablenkbarkeit zu erlernen. Durch Lernprozesse aber auch das Einüben neuer und funktionaler Denkweisen sollen Auslöser von Unaufmerksamkeit reduziert und die Fähigkeit zur aktiven und fokussierten Aufmerksamkeitslenkung der Betroffenen unterstützt werden. Daneben werden Strategien zur Strukturierung und Organisation des Alltags gelernt und zur Anwendung gebracht. Die Fähigkeit zu planen, realistische Ziele und entsprechende Teilschritte bei der Bearbeitung von Aufgaben festzulegen, wird ausgebaut. Aber auch der kontrollierte Umgang mit Emotionen wird in den Blick genommen, sodass insbesondere negative Gefühle wie Ärger, Wut oder auch Angst den Alltag und die sozialen Beziehungen der Betroffenen regulierbar werden und so weniger zu Beeinträchtigungen und Belastungen führen.

Insgesamt kann man sagen, dass verhaltenstherapeutische Ansätze in erster Linie an den AD(H)S-Hauptsymptomen wie Ablenkbarkeit, Desorganisation, Impulsivität, aber auch ungünstigen Denkmustern arbeiten. Darüber hinaus finden Themen wie Stresstoleranz, kommunikative Fähigkeiten und die Förderung der Selbstwertschätzung Beachtung. Durch den methodischen Schwerpunkt der Verhaltensregulation mit Hilfe systematischer Lernprozesse besteht auch die Möglichkeit, Vermeidungsverhalten zu minimieren und entsprechenden Rückfällen vorzubeugen.

- **Dialektisch-behaviorale Therapie (Batra et al. 2000)**

Diese Therapieform wurde ursprünglich für die Behandlung der Borderlinestörung konzipiert. Allerdings zeigte sich, dass damit bei AD(H)S-Betroffenen ebenfalls Therapieerfolge erzielt werden können. Der Therapieansatz setzt ebenfalls am konkreten Verhalten der Betroffenen an und beinhaltet verschiedene Elemente, die unterschiedliche Fertigkeiten trainieren und fördern.

Kognitive Verhaltenstherapie

Dialektisch-behaviorale Therapie

So werden Aufmerksamkeits- und Konzentrationsdefizite mit Achtsamkeitsübungen bearbeitet. Die AD(H)S-typische handlungsbezogene Impulsivität wird mit Übungen zur Stresstoleranz behandelt. Und zur Förderung affektiver Stabilität wird mit Trainings zur Kontrolle und Regulation der eigenen Emotionen gearbeitet. Auch zu den hiermit eng verbundenen Schwierigkeiten in sozialen Beziehungen gibt es therapeutische Bausteine.

An die Leser Wie Sie sehen, ähneln sich einzelne Therapieansätze durchaus und decken ein breites Spektrum an Auffälligkeiten im Erleben und Verhalten der Betroffenen ab. Allerdings wird auch ersichtlich, dass unterschiedliche Therapieformen unterschiedliche Schwerpunkte setzen. Sich einen Überblick über die jeweils angebotenen Interventionen zu verschaffen, hilft, ein individuell passendes Trainingsprogramm zu erhalten und erfolgreich umsetzen zu können.

Psychologe (weiter):

- **Metakognitive Therapieansätze (z. B. Solanto et al. 2008)**

Metakognitive Therapieansätze

Metakognitive Ansätze basieren ebenfalls auf verhaltenstherapeutischer Grundlage. Auch hier bedeutet ein Therapieerfolg, dass Sie als Betroffene eine Veränderung durch Lernfortschritte erzielen. Allerdings bezieht sich dieser Prozess auf eine andere Ebene des Lernens. Die Symptome werden nicht auf direktem Weg behandelt. Stattdessen lernen Sie, darüber nachzudenken, wie Sie denken - Ihre metakognitiven Fähigkeiten werden gefördert.

Mit Hilfe von Selbst- und Fremdbeurteilungsverfahren reflektieren Sie Ihr Erleben und Verhalten und begründen so die Möglichkeit der Veränderung. Sie trainieren innerhalb mehrerer Wochen neue Fähigkeiten und Bewältigungsmechanismen für den Umgang mit AD(H)S. Ein erfolgreicher Therapieverlauf zeigt seine Wirkung somit auf zwei Ebenen: Ihre Reflexionsfähigkeit wird erweitert, Sie werden sich Ihrer Stärken und Ihres Lernbedarfes bewusst. Indem Sie lernen, selbst systematische Veränderungsziele zu formulieren und Strategien zu entwickeln diese Ziele zu erreichen, beeinflussen Sie indirekt auch die Hauptsymptome des AD(H)S mit.

- **Mindfulness-Meditation-Trainings (z. B. Zylowska et al. 2008)**

Mindfulness-Meditation-Trainings

Immer öfter und mit wachsendem Erfolg werden sog. Mindfulness-Trainings zur Bewältigung von Stress- und Belastungssituationen unabhängig von einer AD(H)S-Symptomatik eingesetzt. Auch im Rahmen therapeutischer Maßnahmen bei AD(H)S sind Konzepte entwickelt worden, die auf der Wirksamkeit solcher

Achtsamkeits- und Meditationstrainings beruhen. Ziel dieser Trainings ist das bewusste Erleben von alltäglichen Begebenheiten und Emotionen. Dabei soll allerdings keine Entspannung erreicht werden, im Gegenteil: Sie üben sich in Konzentration und der genauen Beobachtung von Situationen und Erfahrungen. Eine Bewertung erfolgt dabei nicht. Stattdessen ist das Ziel, beispielsweise Gefühle der Belastung zu rekapitulieren und zuzulassen. Auch diese Interventionsmöglichkeit führt in vielen Fällen zu einer Verbesserung der AD(H)S-Symptome.

- **Biofeedback und Neurofeedback (Rüsseler 2009)**

Biofeedback- und Neurofeedback-Training nutzen im Allgemeinen die Rückmeldung der EEG-Signale des Gehirns. Dabei lernen Patienten, die elektrischen Signale ihres Gehirns zu kontrollieren. Diese Art des Trainings ist für AD(H)S-Patienten relevant, da etwa 85–90 % der Betroffenen typische Auffälligkeiten im EEG-Muster aufweisen (Monatra et al. 2005). Es lässt sich einerseits beobachten, dass Theta-Aktivitäten, die mit Schlaf und entspannten Zuständen assoziiert sind, erhöht sind. Andererseits weisen AD(H)S-Betroffene geringere Alpha- und Beta-Aktivität auf, in denen fokussierte Aufmerksamkeit und kognitive Aktiviertheit zum Ausdruck kommen. Das bedeutet, dass dort eine Übererregung auftritt, wo Betroffene zur Ruhe kommen sollten, und dass dort, wo Aufmerksamkeit Kapazitäten erfordert, zu niedrige Aktivierung vorliegt. Diese beiden Phänomene spiegeln die AD(H)S-Hauptsymptome Unaufmerksamkeit und Hyperaktivität wider.

Das Grundprinzip des Biofeedback- bzw. Neurofeedback-Trainings besteht nun darin, den Patientinnen und Patienten beizubringen, die erwünschten Frequenzen zu erhöhen und die unerwünschten zu reduzieren. Meist erfolgt das mit Hilfe eines einfachen Computerspiels. Die biologische Größe, das EEG-Signal also, wird in der Regel in Form einer Visualisierung rückgemeldet. Die entsprechende Aufgabe besteht darin, Linien oder Figuren willentlich zu beeinflussen. Beispielsweise kann das Spiel darin bestehen, die bewegte Simulation eines Flugzeuges in einer bestimmten Flughöhe zu halten. Auf diese Weise wird den Patienten innerhalb mehrerer Wochensitzungen demonstriert, dass es möglich ist, physiologische Parameter zu kontrollieren. Im nächsten Schritt geht es darum, die Einflussnahme auf das vegetative Nervensystem auch ohne technische Hilfsmittel herzustellen und zuverlässig im Alltag anzuwenden. Geraten die Behandelten in schwierige Situationen, können diese Fähigkeiten als Bewältigungsstrategien dienen.

Biofeedback

Stressbewältigungstraining

- **Stressbewältigungstrainings (z. B. Greiner et al. 2012)**

In der Regel sind Stressbewältigungstrainings auf ein breites Spektrum an Personen zugeschnitten, Stress ist kein Phänomen, das nur im AD(H)S-Kontext auftritt. Jedoch auch speziell für Erwachsene mit AD(H)S werden mittlerweile Trainingsangebote gemacht, die auf den besonderen Bedürfnissen und Ressourcen der Betroffenen beruhen. Greiner und Kollegen (2012) schlagen z. B. ein Stressbewältigungstraining für Erwachsene vor, das aus vier Modulen besteht. Das Training basiert auf größtmöglicher Transparenz und beginnt daher mit einer Vorstellung des Trainings und einigen Sitzungen, in denen den Betroffenen Wissen zum Thema Stress vermittelt wird. Dabei sind sie nicht passiv, sondern wenden das erworbene Wissen auf ihre eigenen Erfahrungen an. Im zweiten Modul, das unmittelbar auf dem ersten aufbaut, geht es darum, die Betroffenen in ihrem Zeit- und Selbstmanagement zu trainieren. Strukturierungs- und Planungstechniken werden ebenso angewandt wie das Priorisieren von Aufgaben oder das Verhalten in schwierigen sozialen Situationen. Das dritte Modul beschäftigt sich mit kognitivem und emotionalem Stressmanagement. Das Wahrnehmen und Zulassen von Emotionen im Zusammenhang mit stressreichen Situationen steht hier im Mittelpunkt. Aspekte der Achtsamkeit, ebenso wie das Umbewerten von Problemen und die Regulation belastender Emotionen, finden Anwendung in zahlreichen Übungen. Alles in allem richtet das Training die Aufmerksamkeit der AD(H)S-Betroffenen auf ihre Potenziale, hilft Ressourcen zu fördern und damit Belastungen zu reduzieren. Diese Perspektive ist außerordentlich wichtig.

Anny: **Ja, diese Perspektive mag wichtig sein, aber oft überwiegt doch der Bezug zu den Symptomen und Erfahrungen bei AD(H)S, die ausschließlich aus Belastungen und Gefährdungen wahrgenommen werden. Welche Ressourcen, die AD(H)S-spezifisch sind, gibt es denn?**

Ressourcen

Psychologe: Richtig, oft wird jene Perspektive eingenommen, die das Syndrom als eine Erkrankung beschreibt. Vernachlässigt werden darf jedoch nicht, dass insbesondere Erwachsene im Laufe ihres Lebens häufig Kompensationsstrategien entwickeln. Und selbstverständlich beeinflusst auch der jeweilige Kontext die Ausprägung der Symptome (z. B. Brown u. McMullen 2001) und kann Fähigkeiten und Vorzüge der Betroffenen fördern. Andere wissenschaftliche Ergebnisse zeigen deutlich, durch welche Ressourcen, Talente und günstige Eigenschaften AD(H)S-Betroffene sich oft auszeichnen (Hesslinger et al. 2004). Häufig wird erwähnt, dass sie phantasievoll, kreativ und neugierig sind. Risikobereitschaft in angemessenem Maße kann auch ein Vorteil sein. Und v. a. werden AD(H)Slern eine rasche Auffassungsgabe, Flexibilität im Denken und Unkonventionalität zugeschrieben (Hallowell u. Ratey 1994; Neuhaus 2005). Auch eine überdurchschnittlich ausgeprägte Offenheit und Begeisterungsfähigkeit werden z. B. durch Neuhaus (2005) beschrieben, ebenso wie hohe Empathiefähigkeit, Hilfsbereitschaft und Gerechtigkeitssinn.

Daneben lässt sich die Fähigkeit zur Hyperfokussierung erwähnen, die, entgegen der üblichen Symptomatik, ein konsequentes und zielgerichtetes Arbeiten ermöglicht. Dieser Erfahrung, die für AD(H)S-Betroffene eine besondere Rolle spielt, widmen wir uns auch im Verlauf unseres Gespräches noch einmal gesondert.

Stress

T. Horlitz, A. Schütz

An die Leser Nachdem Anny durch das Gespräch mit dem Psychologen ihre Kenntnisse über AD(H)S ganz neu ordnen und das eigene Erleben differenzierter betrachten kann, tauchen neue Fragen bei ihr auf. Das Thema des nächsten gemeinsamen Termins ist »Stress«.

Anny: Was mich seit unserem letzten Termin am intensivsten beschäftigt hat, ist die Frage, wie mich die Menschen in meinem Umfeld aushalten. Diese AD(H)S-Symptome machen doch ein Zusammenleben mit mir sicher anstrengend. Was kann ich dagegen tun, dass mich andere als »stressig« empfinden?

Psychologe: Halt, warten Sie! Mit diesem Gedanken sind Sie zuallererst sich selbst eine Belastung. Die Befürchtung, die Sie beschreiben, nimmt vermutlich Ihr Denken stark ein und begleitet Sie wohl überall. Diese Art des Denkens kann als Stressauslöser verstanden werden. Wir werden uns damit später noch eingehend befassen. Fangen wir aber von vorn an. Bevor wir uns eine Vorstellung davon machen, wie Sie auf andere Menschen wirken, widmen wir uns Ihrem eigenen Stressempfinden. Man kann heutzutage sehr differenziert darüber Auskunft geben, was Stress ist, wie er entsteht und wie man mit ihm umgehen kann.

Stress als Ungleichgewicht zwischen Anforderung und Bewältigungsmöglichkeiten

Stress, das enthielt Ihre Frage bereits, ist unangenehm. Er wird oft beschrieben als ein Spannungszustand, der sich sehr belastend anfühlt und den Alltag in vielen Facetten beeinträchtigen kann (Barthold u. Schütz 2010). Stellen Sie sich eine Situation vor, die für Sie große Bedeutung hat. Vielleicht möchten Sie ein berufliches Ziel in kurzer Zeit erreichen. Sicher brauchen Sie dazu bestimmte Fähigkeiten und Ressourcen. Wenn Ihnen zwar Möglichkeiten zur Verfügung stehen, diese aber nicht ausreichen, um alles Notwendige umzusetzen, geraten Sie in Stress (Greif 1991). Sie geraten, sozusagen, in Gefahr, Ihr Ziel nach Ihren Vorstellungen (oder denen des Arbeitgebers) nicht zu erreichen und die Anforderungen der Situation nicht zu bewältigen. Dieses Ungleichgewicht zwischen der Höhe der Anforderungen und Ihren Möglichkeiten zur Bewältigung können Sie sich vorstellen wie den Ausschlag einer Waage: Sind die Anforderungen verhältnismäßig gering, können Ihre Strategien als starkes Gewicht Erfolge bewirken. Haben die Anforderungen dagegen noch stärkeres Gewicht, reichen Ihre Bewältigungsmöglichkeiten nicht aus, um die Waage in der Balance zu halten. ◘ Abb. 2.1 veranschaulicht dies bildhaft.

Stressauslöser

Nun ist der Mangel an Fähigkeiten und Ressourcen nur ein Beispiel für einen Stressauslöser. Man unterscheidet interne und

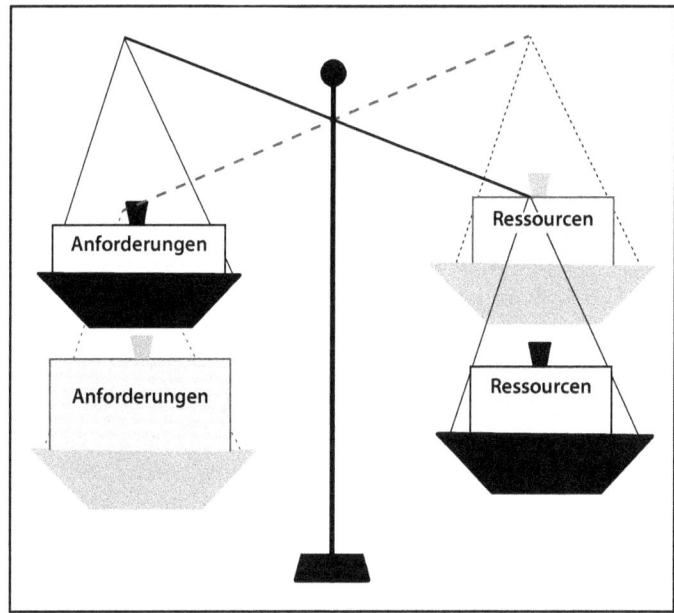

◘ **Abb. 2.1** Die Entstehung von Stress durch das Ungleichgewicht aus Anforderungen und Ressourcen © Debora Sina Laqua

externe Stressauslöser. Daneben differenziert man zum einen Stressauslöser, die selten auftreten und gravierende Folgen haben, wie einschneidende Lebensereignisse, und zum anderen alltägliche, kleine Ärgernisse, die in ihrem Zusammenspiel zu einer starken Belastung werden.

Einen internen Stressor haben Sie eingangs selbst angesprochen. Sie sind von einer Befürchtung, einer Angst begleitet, dass andere Menschen Sie als »stressig« empfinden könnten. Diese Vorstellung geht von Ihnen selbst aus, muss aber dem Erleben der anderen Personen nicht entsprechen. Es könnte also sein, dass Sie sich mit der Idee ganz unnötig selbst belasten und unter Druck setzen. Ein weiteres Beispiel könnte eine zu hohe Anspruchshaltung sein, die jemand sich selbst auferlegt oder eine niedrige Selbstwertschätzung. Darüber hinaus gehören zu dieser Art der Stressoren auch körperliche Beeinträchtigungen wie Krankheiten, Bedürfnisse wie Hunger oder andere Probleme wie z. B. Schlafmangel.

Interne Stressoren

Externe Stressoren dagegen umfassen sämtliche stressauslösende Faktoren, die außerhalb Ihrer Person liegen. Oft sind sie sozialer Natur, wie z. B. Konflikte in privaten oder beruflichen Beziehungen, Konkurrenzdruck oder Isolation. Aus beruflicher Perspektive gibt es zudem Stressoren abstrakterer Art. So kann

Externe Stressoren

neben Überforderung auch Monotonie im Arbeitsprozess, ebenso wie Zeit- oder Schichtarbeit, belastend sein. Sogar umweltbedingte Ursachen für Stress kann es geben. Wenn Sie Kälte, Hitze oder auch Lärm ausgesetzt sind, können diese Situationen zu Stressquellen werden.

Anny: Besonders der Lärm, das kenne ich aus eigener Erfahrung. Wenn es ohnehin manchmal schwierig ist, sich zu konzentrieren, dann ist eine laute Umgebung wie eine Garantie dafür, dass die Gedanken zerstreut werden.

Kontinuierliche Stressoren

Psychologe: Ganz richtig, und es geht nicht nur Ihnen als AD(H)S-Betroffene so. Sie erinnern sich an die zweite Art der Kategorisierung von Stressoren, die einmaligen oder aber wiederholt auftretenden? Verschiedene Belastungen im Alltag, die dauerhaft oder wiederholt auftreten und zu denen Lärm ebenso wie Mobbing am Arbeitsplatz oder auch Allergien gehören können, sind eine anfangs unauffällige Art der Belastung. In ihrem Zusammenspiel und in der Menge der stressgekennzeichneten Situationen können diese aber zu einer bedeutsamen Bedrohung werden (Kanner et al. 1981; Lazarus 1984). Man nennt diese Belastungen auch »daily hassles« (Eppel 2007). Im Gegensatz dazu gibt es einschneidende kritische Lebensereignisse. Der Tod eines Familienmitgliedes, eine Heirat, ein Umzug oder sogar ein Urlaub zählen dazu. Diese Erfahrungen implizieren Stressgehalt durch das Ausmaß an Veränderung, das sie, gravierend aber vorübergehend, hervorrufen. (Brown u. Harris 1989; Filipp u. Aymanns 2009).

Anny: Urlaub, ja. Man meint, Urlaub müsste Erholung und Entspannung bedeuten. Aber Sie haben recht, man lebt für eine Zeit an einem anderen fremden Ort, ohne die Routinen und die Vertrautheit von zu Hause. Man verhält sich anders zueinander, die Tage haben eine andere Zeitstruktur. Man ist ständig damit beschäftigt, Neues zu entdecken, zu verarbeiten und sich ihm anzupassen.

Kritische Lebensereignisse als Stressoren

Psychologe: Ganz genau, aber das betrifft nicht nur den Urlaub. Insbesondere Ereignisse, die zu den sog. Life-Events gezählt werden, haben diese Auswirkungen. Worum es bei diesen lebensverändernden Ereignissen für Sie als AD(H)S-Betroffene gehen kann, ist eine Doppelbelastung: In Situationen, in denen eine schnelle und adäquate Anpassung notwendig ist, geraten Betroffene oft in Schwierigkeiten. Sie können zwar schnell reagieren und sind im

Grunde auch anpassungsfähig, aber die eigene Unruhe und der Mangel an Aufmerksamkeitsfokussierung führen in Situationen der Veränderung oft dazu, dass sich ihre Fähigkeiten in zerstreutem und nicht zielgerichtetem Verhalten niederschlagen. Dies führt nur unter großen Schwierigkeiten zur erfolgreichen Bewältigung der Anforderungen.

Aus dieser Perspektive heraus liegt es nahe, die langfristigen Kernsymptome von AD(H)S als alltägliche Faktoren zu klassifizieren, die die Entstehung von Stress zusätzlich zu den Bedingungen, die nichts mit AD(H)S zu tun haben, begünstigen, und für die Betroffenen entsprechende Bewältigungsstrategien zu erarbeiten.

Anny: Warum sprechen Sie davon, dass eine Situation stressauslösend sein KANN, dass innere oder äußere Bedingungen belastend sein KÖNNEN, dass AD(H)S-Symptome zu zusätzlichen Stressoren werden KÖNNEN und dass Strategien zur Bewältigung eingesetzt werden KÖNNEN?

Psychologe: Dass ich diese Formulierung verwende, liegt daran, dass Stress eine subjektive Empfindung ist. Was Ihnen belastend erscheint, erleben vielleicht Ihre Freundin, Ihr Ehemann, Ihre Kinder oder Ihre Kollegen als leicht zu bewältigen. Genauso ist es mit den Bewältigungsstrategien. Was wir gemeinsam erarbeiten, kann für Sie hilfreich sein. Es kann aber sein, dass ein anderer von Stress Betroffener seine Lage mit ganz anderen Mitteln bewältigt. Deswegen geht es für uns darum, ein möglichst breites Spektrum an Möglichkeiten aufzuzeigen, aus dem jeder und jede wählen kann, was für ihn oder sie – ganz individuell – die effektivste Erleichterung verspricht.

Aber bleiben wir vorerst bei der individuellen Bewertung, ob Sie überhaupt Stress empfinden und durch welche Faktoren dies zustande kommt. Eine wissenschaftliche Theorie hilft uns bei der Erklärung dieser Mechanismen besonders gut (Lazarus 1984, 1999). Man spricht vom transaktionalen Stressmodell. Dieses Modell verdeutlicht, warum nicht alle Menschen in gleicher Weise auf potenziell stressreiche Ereignisse reagieren. Die Stressreaktion ist nämlich abhängig von der individuellen Bewertung der Situation und den subjektiv vorhandenen Bewältigungsmöglichkeiten.

Die ersten Fragen, die Sie sich stellen, lauten also: »Welche Bedeutung hat dieses Ereignis für mein Wohlbefinden? Empfinde ich die Situation als positiv, ist sie für mich eher unwichtig oder erachte ich sie als belastend?« Die Beantwortung dieser Fragen erfolgt

Transaktionales Stressmodell und die subjektive Bewertung von Stress

nicht notwendigerweise bewusst, sie kann sehr schnell und ohne bewusste Kontrolle ablaufen. Als stressreich beurteilte Situationen führen dann zu einer Anpassungsreaktion, mit der versucht wird, die Situation zu bewältigen.

Gleichzeitig oder nur wenige Augenblicke später stellen Sie sich eine zweite Art von Fragen: »Welche Fähigkeiten und Möglichkeiten zur Bewältigung der Herausforderung stehen mir zur Verfügung? Sind meine vorhandenen Ressourcen ausreichend?« Bewerten Sie die Bewältigungschancen als zu niedrig, führt diese Bewertung zu einem Gefühl der Überforderung. Und auch die zweite Art der Einschätzung führt zu Stressreaktionen.

Anny: **Anpassungsreaktionen, Stressreaktionen. Das sind also nach diesem Modell nicht die Folgen der konkreten Situation, sondern meiner eigenen Sicht auf ein Ereignis oder ein Problem. Aber wie sehen diese Reaktionen aus? Wenn die eben beschriebene Bewertung nicht bewusst sein muss, von welcher Art der Reaktionen sprechen wir dann? Inwiefern sind sie für mich regulierbar?**

Stressreaktionen

Psychologe: Zuerst einmal können Ihre individuellen Bewertungen mit Hilfe gezielter Übungen bewusster und damit regulierbarer werden. Im Grunde aber zielt Ihre Frage auf wichtige Aspekte des Umgangs mit Stress ab. Denn es gibt in der Tat mehrere Ebenen von Stressreaktionen, Ebenen die uns wenig zugänglich und deshalb kaum zu beeinflussen sind und andere, bei denen das leichter möglich ist. Die Stressreaktion umfasst nämlich alle Prozesse, die vom Organismus als Antwort auf den Stressor in Gang gesetzt werden. Sie äußern sich in körperlichen Reaktionen, wirken sich auf Gedanken aus und beeinflussen unsere Emotionen und Gefühlslagen. Darüber hinaus führen sie auch zu Veränderungen in unserem Verhalten.

Lassen Sie uns einen differenzierteren Blick auf die unterschiedlichen Ebenen werfen.

Körperliche Stressreaktionen

Körperliche Stressreaktionen treten reflexartig auf und stellen für uns erst einmal eine unspezifische Alarmreaktion, unabhängig von der Art des Stressauslösers, dar. Mit Hilfe von Tierversuchen hat einer der ersten Stressforscher, der Biochemiker Hans Selye (1936), ein gut überblickbares Phasenmodell der allgemeinen körperlichen Stressreaktion entwickelt (◘ Abb. 2.2). Es besteht aus drei Phasen und ist für jeden, der schon einmal Stress empfunden hat, gut nachvollziehbar.

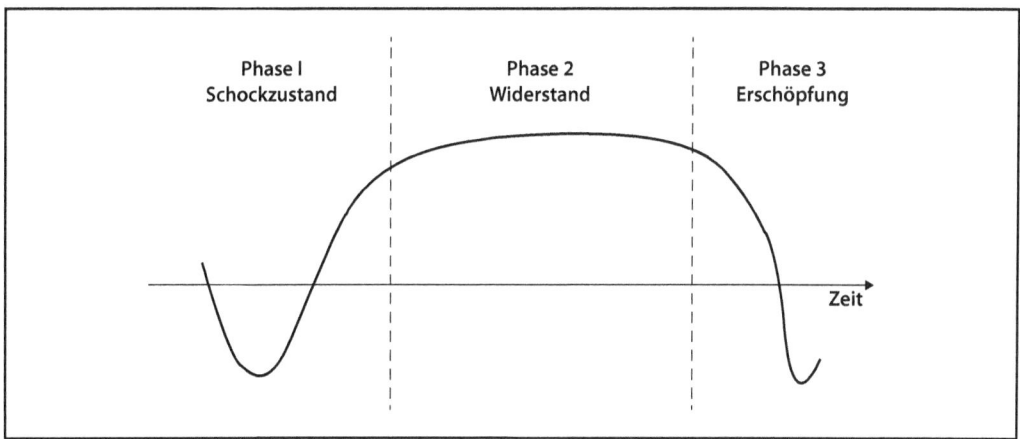

Abb. 2.2 Das allgemeine Adaptionssyndrom nach Selye

Das Phasenmodell nach Selye (1936)
Phase I: Der Organismus reagiert unmittelbar nach Auftreten des Stressauslösers mit einem Schockzustand, der die Widerstandsfähigkeit herabsetzt. Sicher hatten Sie schon einmal das Gefühl, Ihnen stocke der Atem oder das Herz bliebe Ihnen stehen. Dieses Phänomen gehört nicht nur zur Reaktion des Erschreckens, sondern wird auch von Stressauslösern verursacht.
Phase II: Diese Phase wird Widerstandsphase genannt, weil im Anschluss an die Alarmreaktion Herztätigkeit und Atmung wieder stimuliert werden und der Körper wieder Energie zur Verfügung stellt, um der Belastung zu begegnen. Die Widerstandskraft ist noch herabgesetzt, aber Sie kennen das sicher, wenn Sie das Gefühl haben, etwas in Ihnen stabilisiere sich, Sie fangen sich und können wieder angemessener auf eine Situation reagieren. Diese Anpassungsfähigkeit wird in der zweiten Phase entwickelt und ausgebaut. Das braucht, wie beschrieben, viel Energie und Anstrengung. Es kommt in Folge oft zur dritten Phase.
Phase III: Nach längerer Anwesenheit des Stressors lässt der Energienachschub des Organismus nach, die Reserven sind erschöpft. In Ihnen macht sich das Gefühl der Erschöpfung breit.

Das Modell wird als Allgemeines Adaptationssyndrom bezeichnet. An diesem Namen können Sie ablesen, dass diese körperlichen Erregungsreaktionen nicht nur beim Menschen, sondern bei vielen anderen Lebewesen in ähnlicher Weise ablaufen. Es geht bei dieser körperlichen Reaktion um eine Anpassungsleistung, die dem Überleben dient. Am wirksamsten ist die Reaktion, wenn sie nur kurzfristig auf alternative Verhaltensreaktionen vorbereiten muss. Das bedeutet also, wenn nach der ersten spontanen Auseinandersetzung mit dem Stressauslöser weitere Strategien angewandt werden können, die längerfristig wirksam sind. Denn vorerst ermöglicht die Mobilisierung von Energiequellen erst einmal nur eine kurzfristige Reaktion und bereitet eine Flucht-, Angriffs- oder auch Verteidigungsreaktion vor. Muss die körperliche Erregung über einen längeren Zeitraum aufrechterhalten werden, führt sie zu Erschöpfung und birgt Gefahren für Gesundheit und Wohlbefinden. Erfolgt hier keine Entspannung oder Erleichterung der Situation, kann sich durch die Dauerbelastung ein Burn-out-Syndrom entwickeln.

Für die Auseinandersetzung mit dem Stressauslöser und damit für die Überwindung der ersten Anpassungsreaktion sind wiederum die Bewertungen wichtig, die wir schon angesprochen hatten. Bewerten Sie den Stressor als wenig belastend, lässt die körperliche Stressreaktion schneller nach.

Dieses Modell ist, wie alle Theorien und Modelle, eine idealtypische Darstellung des Prozesses. Es gibt jedoch Situationen, die anders verlaufen und in denen nicht alle drei Phasen in dieser Reihenfolge durchlaufen werden. War z. B. die Phase des Widerstands nicht zu kräftezehrend, folgt eine weniger intensive Erschöpfung. Daneben ist es auch, je nach Situation, möglich, dass nach einer kurzen Erholungsphase erneut Belastungen eintreten, sodass die Widerstandsphase erneut folgt. Gerade für AD(H)S-Betroffene gilt, dass aufgrund permanenter Reizoffenheit, Dauerbelastungen typisch sind.

> **Geschlechtstypische Unterschiede in der Stressbewältigung**
> Die ebenfalls von Walter Cannon (1932) beschriebene Alarmreaktion, die das Modell veranschaulicht, wird auch als Fight-or-flight-Syndrom bezeichnet. Sie ermöglicht, in Stresssituationen zwischen den überlebenswichtigen Strategien Kampf und Flucht zu entscheiden. Im Sinne der Selbsterhaltung wird diese Reaktion von beiden Geschlechtern eingesetzt. Cohen und Wills wiesen allerdings 1985 darauf hin, dass Frauen diese Verhaltensmuster seltener zeigen. Sie neigen in stressreichen und belastenden Situationen vielmehr dazu, Bindungsverhalten zu zeigen, indem sie sich schutzbietenden Bezugspersonen oder Gruppen zuwenden. Taylor und Mitarbeiter (2000) beschrie-

ben diese Strategie in Analogie zur Fight-or-flight-Reaktion als Tend-and-befriend-Reaktion (Hege- und Freundschaftsreaktion). Dieses Phänomen wird aus evolutionspsychologischer Perspektive mit der Sorge der Frau um ihren Nachwuchs und mit der Schaffung eines sozialen Netzwerkes erklärt, das Schutz vor Bedrohungen und Überlastungen bieten soll.

Verhaltensbezogene Stressreaktionen kann man sich vor dem Hintergrund dieser körperlichen Abläufe besonders gut verständlich machen.

Ihr Körper ist aktiv, er stellt Ihnen Energie zur Verfügung und versetzt Sie in die Lage, Widerstand gegen Gefahren und Stressauslöser aufzubauen bzw. diese zu überwinden. Der Energieüberschuss verursacht motorische Unruhe, Ungeduld sowie hastiges und unkoordiniertes Verhalten (Tausch 1993). Oft ist aus diesen Gründen ein zunehmend unkoordiniertes Arbeitsverhalten zu beobachten, was nicht selten wiederum zu sozialen Konflikten führt. Pausen werden minimiert, mehrere Dinge werden gleichzeitig begonnen, Prüf- und Korrekturprozesse werden aufgegeben. Die so entstehende Fehleranfälligkeit führt im Arbeitsumfeld häufig zu Unzufriedenheit und vermehrtem Stresserleben – ein Teufelskreis setzt ein.

Verhaltensbezogene Stressreaktionen

Anny: Unruhe und Ungeduld, das nannten Sie bei verhaltensbezogenen Reaktionen. Und auch die emotionale Instabilität erwähnten Sie. Das sind Kernsymptome von AD(H)S. Das bedeutet, dass Stressreaktionen, die eigentlich jeder Mensch zeigt, meine Symptome generell verstärken können?

Psychologe: Das stimmt genau. Sie sind sehr aufmerksam und verknüpfen logisch, was ich Ihnen erklärt habe. Es ist von besonderer Wichtigkeit, dass Sie für sich lernen, symptomatische Erfahrungen von akuten Stressreaktionen zu unterscheiden. Wenn Sie diese Fähigkeit haben, können Sie akuten Stress besser identifizieren und die Herausforderung annehmen. Darüber hinaus gibt Ihnen diese Form der Klarheit auch die Möglichkeit, effiziente Regulierungsmechanismen zu entwickeln, um mit den von AD(H)S verursachten Symptomen besser umgehen zu können.

Beides führt dazu, dass Ihre Fehleranfälligkeit, die wir weiter oben besprochen haben, und die durch das Stressempfinden verstärkt werden kann, zurückgeht. Sie können planvoller und strukturierter vorgehen und, ob privat oder beruflich, zu einem höheren Maß an innerer und äußerer Ordnung und Übersicht finden.

Stressreaktionen und AD(H)S-Symptome

Ich meine damit auch eine gedankliche Ordnung. Stress löst neben Verhalten und Emotionen auch kognitive Reaktionen aus. In stressreichen Situationen ist die Aufmerksamkeit auf die stressauslösenden Reize beschränkt (Binnewies u. Sonntag 2006; Hasselhorn 2007). Einerseits ermöglicht das eine intensive Auseinandersetzung mit dem Stressor, andererseits jedoch führt es nicht selten zur Unfähigkeit, die Situation realistisch einzuschätzen und möglichst viele Aspekte in das eigene Urteil einzubeziehen. Die starke gedankliche Inanspruchnahme beeinträchtigt oft andere kognitive Prozesse. Entscheidungs- und Gedächtnisprobleme treten unter Stress häufiger auf (Goschke u. Dreisbach 2006; Litzke u. Schuh 2010; Van der Linden et al 2003a, b).

Sie werden bemerkt haben: Die Aufmerksamkeitsfokussierung und die Gedächtnisleistung sind es, die besonders beeinträchtigt werden. Auch in diesem Bereich kommt es zu einer Verstärkung AD(H)S-relevanter Symptome.

Anny: Das habe ich bemerkt, ja. Die emotionale Ebene haben wir noch vernachlässigt. Sie werden mir erklären, dass die emotionale Instabilität der AD(H)S-Betroffenen durch subjektiv empfundenen Stress noch mehr zu einer Belastung wird?

Emotionale Stressreaktionen

Psychologe: Sie haben das genau erfasst. Die emotionale Stressreaktion ist durch negative Gefühle wie Hilflosigkeit, Angst, aber auch Ärger oder Wut gekennzeichnet (Allenspach u. Brechbühler 2005; Bamberg et al 2003; Hüther 2011; Kaluza 2007). Auch die durch die körperliche Reaktion verursachte Ungeduld spielt in diesen Gefühlswirrwarr mit hinein. Stress macht oft überempfindlich und führt damit zu überschießenden emotionalen Reaktionen und Ausbrüchen. In derartigen Situationen sind das Reaktionen der Hilflosigkeit, die jeder einmal erlebt hat. Die AD(H)S-Spezifik liegt wiederum darin, dass die Überempfindlichkeit, die Betroffene oft erleben, die Befürchtungen und auch von Ärger geleitete Emotionsäußerungen noch heftiger ausgeprägt sind.

Anny: Ja, ich hätte gern wirksamere Strategien, mein Verhalten insbesondere in emotionalen Situationen besser kontrollieren zu können. Ich habe das Gefühl, immer nur zu reagieren und von der Situation hin und her geworfen zu sein.

Psychologe: Das ist das Ziel dieses Gespräches. Ich werde Ihnen jetzt erklären, welche Ressourcen wir in die Entwicklung Ihrer Bewältigungsstrategien einbeziehen können. Wir werden sog. Copingstrategien erarbeiten.

Auf der Basis des transaktionalen Stressmodells, das Sie vorhin kennengelernt haben, kann man problemorientierte von emotionsbezogenen Strategien unterscheiden.

Mit problemorientierten Bewältigungsstrategien versucht man, das stressauslösende Problem aktiv durch Handlungen zu beheben. Haben Sie beispielsweise Ihren Schlüssel verlegt, würden Sie systematisch alle Orte absuchen, an denen Sie gewesen sind und ihn abgelegt haben könnten. Das bedeutet, Sie können sich innerhalb Ihrer Umwelt ganz praktisch um Ihre stressauslösende Situation kümmern und diese verändern.

Dagegen bezieht sich emotionsorientiertes Coping (Bewältigung) auf den Abbau der durch Stress ausgelösten negativen Emotionen. So können Sie z. B. Ärger oder Wut reduzieren, indem Sie nicht mehr an das stressauslösende Ereignis denken und Ihre Aufmerksamkeit auf andere Ereignisse lenken. Haben Sie sich mit einem Kollegen über die Fertigstellung einer Aufgabe gestritten, gehen Sie möglicherweise einer ablenkenden Tätigkeit nach oder Sie wenden eine Entspannungstechnik an, um den Ärger zu bewältigen. Das Problem an sich, die Uneinigkeit mit dem Kollegen, wird dabei nicht bearbeitet. Eine solche Distanzierung und emotionale Beruhigung kann sinnvoll sein. Ein Umdeuten der Problematik kann ebenso effektiv helfen wie eine Neubewertung der Situation (Laux u. Weber 1990; Lazarus 1999; Beck 1999; Ellis 1993). Zur langfristigen Effektivität sollte sie in einem zweiten Schritt durch Formen der Problemregulation ergänzt werden.

Problemorientierte und emotionsorientierte Stressbewältigungsstrategien

Darüber hinaus ist die Zeitperspektive wichtig. Man unterscheidet Stressbewältigungsstrategien auf einer zeitlichen Dimension in kurzfristige und langfristige Strategien. Kurzfristige Lösungen zielen darauf ab, die körperliche oder emotionale Erregung zu reduzieren. Hierzu können auch ein klärendes Gespräch mit dem uneinsichtigen Kollegen oder die Anwendung einer Entspannungstechnik zählen, damit sich die Erregung nicht aufschaukelt. Langfristige Strategien sind anschließend darauf ausgerichtet, die Stresssituation, die Stressauslöser oder sich selbst (z. B. die eigene Sichtweise der Dinge oder Kompetenzen im Umgang mit der Situation) zu verändern. Durch das Training von Fähigkeiten oder den regelmäßigen Einsatz von Entspannungstechniken kann die langfristige Wirkung der Stressbewältigungsansätze unterstützt werden.

Kurz- und langfristige Stressbewältigungsstrategien

Anny: Entspannungstechniken sind also kurzfristige Strategien. Welche würden Sie mir persönlich denn empfehlen?

Individualität und Entspannungstechniken

Psychologe: Der Grund, warum ich Ihnen keine besonders passende Strategie empfehlen kann, kommt bereits in Ihrer Frage zum Ausdruck: Welche Entspannungstechnik Ihnen ganz persönlich hilft, dafür gibt es kein Patentrezept. Die Möglichkeiten sind sehr unterschiedlich. Ich werde Ihnen eine Reihe von Perspektiven und Strategien vorstellen. Welche Ihnen am besten helfen, sollten Sie durch Anwenden und Ausprobieren selbst entscheiden.

Anny: Ja, Sie haben recht. Die Dinge, die mich entspannen, wie z. B. Sport treiben, können ja für jede Situation anders sein. Und Strategien, die mir helfen, müssen ja nicht auch für andere hilfreich sein.

Psychologe: Genau. Sie greifen genau jene Ideen auf, die ich Ihnen näher verdeutlichen will. Am wesentlichsten ist jedoch, dass Sie die Bedeutung von Erholungs- und Ausgleichsaktivitäten angemessen gewichten. Fehlende Erholungsmöglichkeiten oder die Tatsache, dass diese nicht in Anspruch genommen werden, führen oft dazu, dass in stressreichen Zeiten soziale Kontakte vernachlässigt werden und die Aufgabenerfüllung zum einzigen Ziel wird. Man verfällt der Illusion, man sei leistungsfähiger, wenn man sich keine Pausen und keine Zeit zur Erholung gönnt. Man übersieht leicht, dass dadurch das Stresserleben intensiver wird und die Widerstandskraft gegenüber Belastungen abnimmt. Erholung heißt aber auch nicht zwangsläufig Nichtstun oder absolute Ruhe einzuhalten. Es kommt vielmehr darauf an, eine Balance zwischen der aktuellen Belastung und den eigenen individuellen Vorlieben zu finden, Signale der Erholungsbedürftigkeit zu erkennen und persönliche Erholungsquellen als Stressbewältigungsstrategien zu nutzen.

- **Gesunder Schlaf**

Gesunder Schlaf

Eine der wichtigsten Erholungsquellen ist gesunder Schlaf. Viele AD(H)S-Betroffene leiden schon im Kindesalter unter Ein- oder Durchschlafproblemen. Aber auch für Erwachsene mit AD(H)S gehören derartige Schwierigkeiten zum Alltag (Rothenberger 2010). Was nun das Stresserleben betrifft, liegt es nahe, dass ein Fehlen gesunden Schlafes als Regenerationsmöglichkeit Ihre Leistung beeinträchtigen und sich negativ auf Ihre Lebensqualität oder Gesundheit auswirken kann. Ein paar ganz einfache Rituale und Regeln können Ihnen helfen, erholsam zu schlafen:

— die Schaffung einer angenehmen Schlafumgebung (Temperatur, Dunkelheit)
— regelmäßige Schlafens- und Aufstehzeiten

- leichte Mahlzeiten vor dem Zubettgehen
- persönliche Einschlafrituale (z. B. Musik oder ein paar Seiten Lektüre)

Diese und andere Anregungen sind sehr gut geeignet, Schlafprobleme zu verringern. Neben entspanntem Schlaf gibt es jedoch weitere Strategien, mit denen Sie sich wirkungsvoll aus körperlicher oder mentaler Anspannung befreien können.

- **Ausgleichsaktivitäten**

Als angenehm empfundene Aktivitäten in der Freizeit können ebenso das Gefühl der Ausgeglichenheit und des Erholtseins fördern. Diese Möglichkeiten der Entspannung sind sehr individuell. Sind Sie beruflich viel unterwegs, können Sie sich eventuell am besten regenerieren, wenn Sie sich in einen Park zurückziehen, ein Buch lesen und sich eine ruhige Umgebung schaffen. Sitzen Sie die meiste Zeit des Tages, bevorzugen Sie zur Entspannung möglicherweise eher eine bewegungsreiche Tätigkeit, machen Sport und fühlen sich dadurch entspannter. Das berichten zahlreiche Betroffene (Krause u. Krause 2009). Zu bedenken ist dabei, dass Bewegung und sportliche Aktivitäten maßvoll und gesundheitsförderlich in den Alltag integriert werden sollten.

Ausgleichsaktivitäten

- **Systematische Entspannungsverfahren**

Unter dem Begriff Entspannungsverfahren werden in der Regel verschiedene Strategien zusammengefasst, die Sie aus Trainingsangeboten sachkundiger Therapeutinnen und Therapeuten sowie Trainerinnen und Trainer kennen. Zu den häufigsten dieser Verfahren gehören:
- progressive Muskelrelaxation nach Jacobsen,
- autogenes Training nach Schultz,
- Yoga / Meditation,
- achtsamkeitsbasierte Stressreduktion nach Kabat-Zinn.

Entspannungsverfahren

Im Rahmen der **progressiven Muskelrelaxation** (PMR), geht es darum, bestimmte Muskelpartien willentlich im Wechsel anzuspannen und zu entspannen und dadurch einen Zustand der Entspannung für den gesamten Körper zu erreichen. In einer bestimmten Reihenfolge werden dabei die einzelnen Muskelpartien in Händen, Armen etc. angespannt und kurz in Spannung gehalten, um daraufhin die Spannung wieder zu lösen. Ihre Aufmerksamkeit soll sich dabei auf die Empfindungen konzentrieren, die mit den verschiedenen Zuständen verbunden sind. Dadurch wird die Wahrnehmung des eigenen Körpers und der Signale von

Anspannung, Unruhe oder Erschöpfung erhöht. Darüber hinaus lernen Sie, den Prozess der Entspannung bewusst herbeizuführen und in Situationen, in denen Sie das möchten, als stressreduzierende Strategie anzuwenden.

Autogenes Training (AT) ist ein weiteres und das am häufigsten angewandte Entspannungsverfahren. Ursprünglich war das Training als »konzentrative Selbstentspannung« konzipiert, Anfängern fallen die Übungen unter Anleitung aber leichter. In bequemer Kleidung und entspannter Sitz- oder Liegehaltung konzentrieren Sie sich auf die Hinführung zu einer Zielformel, die den gewünschten entspannten Zustand ausdrückt. Es geht hier also darum, mit Hilfe der eigenen Vorstellungskraft einen körperlichen Entspannungszustand herzustellen. Unwillkürliche Körperfunktionen können so stabilisiert und ein bewusstes Körpergefühl erlernt werden. Gelingt es Ihnen, auf diese Weise Erholung zu erfahren, kann das wiederum gesundheitsförderlich wirken und Sie widerstandsfähiger gegenüber alltäglichen Stressoren machen. Das Vorgehen und die Wirkung des autogenen Trainings sind ähnlich denen von Yogaübungen oder Meditation.

Yoga- oder Meditationsübungen haben die Funktion, durch Anspannen des Körpers und Konzentration des Geistes zu innerer Sammlung zu gelangen. Unterschiedliche Ausrichtungen der fernöstlichen Philosophie werden im europäischen Raum in Form von Übungskomplexen angeboten und zu Entspannungsverfahren ausgebaut.

Das Training zur **achtsamkeitsbasierten Stressreduktion** folgt einem komplexeren Konzept als die vorhergehenden Verfahren. Es besteht aus einem mehrwöchigen Übungszyklus zur Lenkung der Aufmerksamkeit, dessen Übungselemente aufeinander aufbauen und sukzessive erweitert werden. In diesem Rahmen erkennen Sie einige der oben beschriebenen und in diesem Ansatz integrierten Strategien wieder. Es wird die achtsame Körperwahrnehmung eingeübt, gefolgt von einer begrenzten Anzahl von Yogaübungen. Auch Formen der Meditation (Sitzen und Gehen) werden angewandt, ebenso wie achtsamkeitsorientierte Atemübungen. Ziel dieses Trainings ist es, eine achtsame, also ohne Wertung wahrnehmende Haltung gegenüber inneren Emotionen und äußeren Reizen in den individuellen Alltag transferieren zu können und auf diese Weise durch die Veränderung der eigenen Einstellung weniger Stress zu erleben.

Diese Auswahl an Entspannungsverfahren kann Ihnen reichhaltige Ansatzpunkte für den Umgang mit eigenen Ressourcen bieten. Allerdings sollte auch bedacht werden, dass sie Bereiche berührt, mit denen AD(H)S-Betroffene sich auseinanderzusetzen haben. Die Konzentration auf innere physische Signale und die aufmerksame Wahrnehmung körperlicher Unruhe oder von Stressreaktionen können auch die spezifischen AD(H)S-Symptome deutlicher in den Fokus der Aufmerksamkeit rücken.

Anny: **Gibt es denn darüber hinaus noch Möglichkeiten, den Rahmen dieser Stressbewältigungsversuche zu stabilisieren?**

Psychologe: Natürlich. Neben weiteren Wegen der Bewältigung können zahlreiche unterstützende Faktoren genannt werden, die Ihnen zusätzlich helfen, Probleme zu regulieren und Fähigkeiten zu kultivieren. Diese unterstützenden Faktoren setzen sich aus internen und externen Ressourcen zusammen. Unter internen Ressourcen versteht man sämtliche möglichst stabile Merkmale einer Person, die die Bewältigung von Stress erleichtern oder seine Wirkung abschwächen.
 Haben Sie die Überzeugung, dass Sie durch eigenes Zutun eine Situation wirkungsvoll beeinflussen können? Haben Sie den Eindruck, dass es Ihr eigenes Verhalten ist, was zu Konsequenzen führt? Dann haben Sie eine interne Kontrollüberzeugung. Das ist eine wichtige Voraussetzung, um sich aktiv für die Veränderung von Situationen einsetzen zu können – ein wichtige personale Ressource (Rotter 1954, 1966).
 Sind Sie weiterhin der Überzeugung, dass Sie Ihre Handlungen aufgrund Ihrer eigenen Kompetenzen erfolgreich ausführen? Glauben Sie daran, in verschiedenen Situationen über geeignete Handlungsweisen zu verfügen, um Probleme zu lösen? Haben Sie also den Eindruck, Ihre Ziele aus eigener Kraft zu erreichen? Dann verfügen Sie über eine hohe Selbstwirksamkeitserwartung (Bandura 1977). Diese Überzeugung unterstützt Sie dabei, ein bestimmtes Bewältigungsverhalten einzusetzen und aufrechtzuerhalten – eine weitere bedeutungsvolle personale Ressource und eine wichtige Einflussgröße in Bezug auf gesundheitsförderliches Verhalten (Bandura 1997; Maddux 1995; Salovey et. al. 2000).
 Wenn Sie sich über sich selbst Gedanken machen, bewerten Sie sich positiv? Empfinden Sie sich selbst als wertvollen Menschen? Werden Sie durch Kritik nicht gleich aus der Bahn geworfen? Dann verfügen Sie über stabil hohen Selbstwert, der Ihnen helfen kann, Belastungen als weniger schwerwiegend zu erleben und effektiver zu bewältigen. Auch der Blick auf sich selbst – eine wichtige Einflussgröße bei der Bewältigung von Stress (Schütz 2005).

Margin notes: Ressourcen | Kontrollüberzeugung | Selbstwirksamkeitserwartung | Selbstwert

Optimismus

Vertrauen Sie darauf, dass in Ihrem Leben wünschenswerte Ereignisse eintreten und die Dinge sich in eine positive Richtung entwickeln? Dann neigen Sie zu einer optimistischen Sicht auf das Leben. In Situationen, die beeinflussbar erscheinen, setzen Optimisten vermehrt problemorientierte Bewältigungsstrategien ein und schätzen aussichtslose Situationen angemessen ein. Wenn ein Problem nicht in absehbarer Zeit eine effektive Lösung verspricht, wenden Sie emotionsorientiertes Coping an, um ihren eigenen Umgang mit der Situation zu beeinflussen. Ein rechtes Maß positiver Einstellung, die ein realistisches Urteil beinhaltet, ohne dass Sie sich bei mangelnden Einflussmöglichkeiten verausgaben, ist ein weiterer wichtiger unterstützender Faktor zur Stressbewältigung (Schütz u. Hoge 2007).

Kohärenzerleben

Eine andere hilfreiche Form des Erlebens wird als Kohärenzerleben bezeichnet (Antonovsky 1987). Dieses Konzept beschreibt ein grundlegendes Gefühl des Vertrauens in die Verstehbarkeit, Handhabbarkeit und Sinnhaftigkeit von Ereignissen. Menschen mit einer hohen Ausprägung von Kohärenzerleben erfahren Stresssituationen eher als Herausforderungen, die es wert sind, bewältigt zu werden (Feldt et al. 2000; Kalimo et al. 2002). Für AD(H)S-Betroffene ist es oft schwierig, dieses Kohärenzerleben zu erfahren, da die Kernsymptome des Syndroms im Grunde damit verbunden sind, die Umwelt und das eigene Innere als eher ungeordnet und unzusammenhängend wahrzunehmen.

Anny: **Damit haben Sie vollkommen recht. Ich hoffe, wir kommen darauf zurück, denn dieses Gefühl der Zerstreuung und Inkohärenz ist eine große Belastung für mich. Oft helfen dagegen aber auch Gespräche mit Freunden oder Verwandten. Kann man sie auch als Ressourcen bezeichnen?**

Soziale Unterstützung als Ressource

Psychologe: Natürlich. Soziale Unterstützung ist eine wichtige externe Ressource. Die Wahrnehmung, dass andere Menschen auf die eigenen Bedürfnisse reagieren und eingehen spielt eine große Rolle für die Stärkung in schwierigen Situationen (Aronson et al. 2004; Atkins et al. 1991; Röhrle 1994). Eltern, Partner, Freunde und oft auch Kollegen leisten häufig einen entscheidenden Beitrag zur Bewältigung von Stress. Wichtiger als die tatsächliche Unterstützung sind dabei oft die Qualität der Beziehungen und die wahrgenommene und potenzielle Unterstützung (Jungbauer-Gans 2002).

Wahrgenommene Selbstbestimmung

Eine weitere wichtige externe Ressource, die v. a. bei arbeitsbezogenem Stress eine Rolle spielt, stellt das Ausmaß dar, in welchem jemand verschiedene Aspekte der eigenen Arbeit beeinflussen kann. Ein breiter Handlungsspielraum reduziert das Ausmaß, in dem potenziell belastende Situationen als problematisch erlebt werden. Sie selbst waren für einige Zeit selbständig. Sie hatten viel Handlungsspielraum, durften (und mussten sogar) viele Entscheidung selbst treffen. Allerdings kann auch große Verantwortung zu Belastung werden. Insgesamt gilt, dass ein hohes Maß an Selbstbestimmung in der Regel positiv und stressreduzierend erlebt wird (Averill 1973; Glass u. Singer 1972).

Anny: **Das bringt mich zu der Frage, wie man letztlich zwischen Überforderung und Herausforderung unterscheidet. Das eigene Urteil mag oft ungenau sein. Gibt es dazu Wissen, das mir helfen kann?**

Psychologe: Das ist eine sehr wichtige Frage. Sie lässt sich am klarsten beantworten, indem wir uns vergegenwärtigen, dass Stress nicht nur als negativ gesehen werden sollte. Immerhin ist er eine Folge von Aktivierung, die eine wesentliche Voraussetzung für die Leistungsfähigkeit des Menschen ist. Diese Aktivierung wiederum hat großen Einfluss darauf, dass wir verschiedenste Tätigkeiten aufnehmen und durchführen. Es besteht ein Zusammenhang zwischen dem aktivierenden Zustand und der Leistung, die jemand erreichen kann. Dieser Zusammenhang wurde im Yerkes-Dodson-Gesetz bereits 1908 beschrieben (Yerkes u. Dodson 1908). Demnach entspricht die Verbindung zwischen Aktivierung und Leistung einer umgekehrten U-Kurve. Mit Hilfe einer grafischen Darstellung der Aktivierungs-Leistungs-Kurve (◘ Abb. 2.3) lässt sich das Verhältnis deutlich veranschaulichen.

Überforderung und Herausforderung

Die Frage, die Sie gestellt haben, liegt also sehr nahe: Wo genau ist der Bereich der optimalen Aktivierung. Es ist die Frage nach den passenden Bedingungen für Spitzenleistungen. Und es ist die Frage nach dem Grat zwischen Über- und Unterforderung – die Frage danach, was eine angemessene Herausforderung ist. Auch hier ist es wieder so: Menschen variieren. Der skizzierte Zusammenhang gilt für uns alle, aber was als eine Herausforderung gelten kann, ist für jeden von uns individuell bestimmbar.

Hesslinger und Kollegen (2004) wiesen demgegenüber darauf hin, dass Menschen mit AD(H)S ihre Kurve als deutlich steiler, enger und nach rechts verschoben wahrnehmen können. Das bedeutet, dass sie für eine optimale Leistung (Spitze der Kurve) potenziell mehr Aktivierung benötigen. Gleichzeitig jedoch kann die Grenze zwischen optimaler Aktivierung und Überforderung umso schneller überschritten werden.

Die individuellen Unterschiede, die es trotzdem gibt, begründen sich dadurch, dass in diesem komplexen Gefüge eine weitere

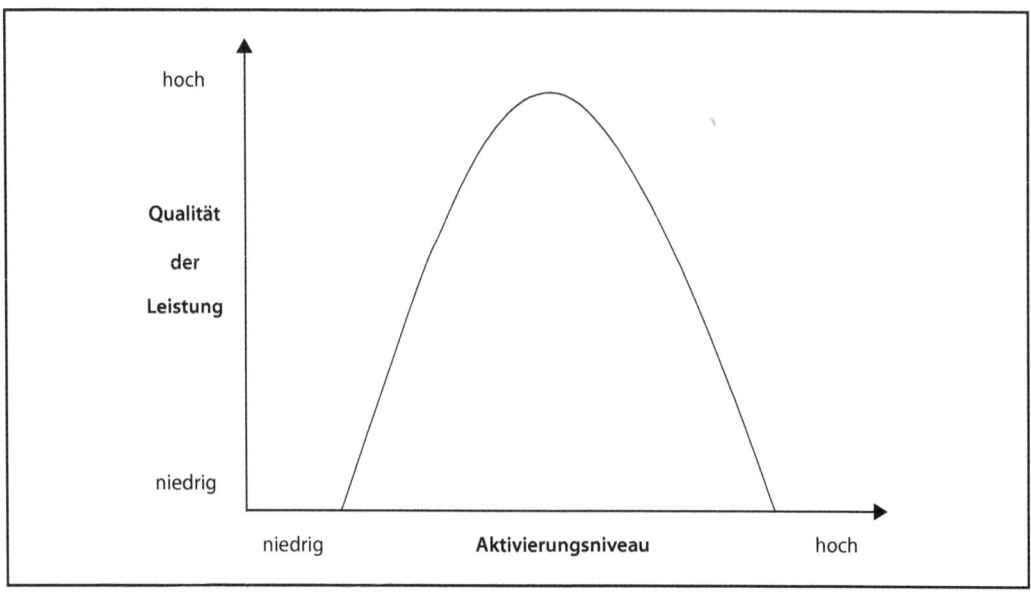

◘ Abb. 2.3 Die Aktivierungs-Leistungs-Kurve nach Yerkes u. Dotson (1908) © Debora Sina Laqua

Flow-Erfahrung als optimale Herausforderung

wichtige Einflussgröße eine Rolle spielt: die Fähigkeiten, die jeder mitbringt, um der Aufgabe tatsächlich gewachsen zu sein. Sind diese besonders hoch, liegt der Maßstab für die Erfahrung einer optimalen Herausforderung auch höher. Bringt jemand für seine Tätigkeit nur wenig Kompetenz mit, liegt die Grenze von Herausforderung zu Überforderung auch viel niedriger. (Abb. 2.4)

Hier können Sie ablesen, wie das Konzept des sog. Flow (Csikszentmihályi 2000) den Zusammenhang von Herausforderung und Fähigkeit beschreibt. Stellt man sich eine grobe Zweiteilung in der Diagonalen der Grafik vor, wird sichtbar, dass innerhalb dieses Modells die weiter links angeordneten Erfahrungen (Erregung, Angst und Besorgnis sowie Teile der Apathie) eher mit Überforderung assoziiert sind. Je niedriger die Fähigkeiten und je höher der Anspruch bzw. die Schwierigkeit der Aufgabe dabei sind, desto stärker wird der subjektive Eindruck der Überforderung. Dagegen liegen im rechten Bereich jene Erfahrungen (Teile der Apathie, Langeweile, Entspannung, Kontrolle), die eher mit Unterforderung in Verbindung gebracht werden. Je höher die Fähigkeiten und je niedriger die Schwierigkeit, desto unterfordernder wird die Tätigkeit wahrgenommen. Beide Bereiche können als Stress empfunden werden, diese Tatsache hatten wir ja eingangs schon besprochen.

Derjenige Bereich nun, den wir mit Hilfe Ihrer Frage nach der optimalen Herausforderung genauer bestimmen wollten, wird als

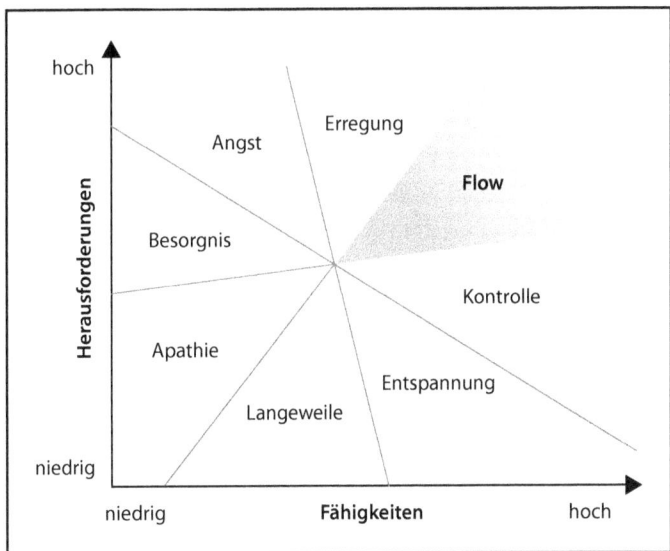

Abb. 2.4 Die Erfahrung des Flow nach Csikszentmihályi © Debora Sina Laqua

Flow bezeichnet. Sie finden ihn in der Abbildung im rechten oberen Viertel des Diagramms. Er ist dadurch gekennzeichnet, dass hohe Fähigkeiten mit hohem Herausforderungscharakter der zu lösenden Aufgabe einhergehen. Damit im Zusammenhang steht die vorher besprochene optimale Aktivierung. Gemeinsam sind diese Faktoren die Voraussetzung für bestmögliche Leistung, die überdies ohne Anstrengung erbracht wird und somit nicht mit einem subjektiven Stressempfinden verbunden ist.

Anny: Das klingt nach einer glücklichen Erfahrung. Was genau ist dieses Flow-Konzept? Können Sie mir mehr darüber sagen? Was bedeutet der Begriff? Woran erkenne ich, dass ich diese Erfahrung mache? Und kann ich als AD(H)S-Betroffene so etwas überhaupt erleben?

Psychologe: Man sagt, man erlebt einen »Flow«, wenn man ganz in dem aufgeht, was man tut. Das kommt vor, wenn die Anforderungen und Fähigkeiten in einem balancierten Verhältnis zueinander stehen, wie vorher beschrieben. Hierfür ist die Fähigkeit zur Konzentration sowohl Voraussetzung als auch Folge. Insbesondere klare Ziele und zeitnahes Feedback begünstigen einen solchen Zustand. Sie sind dann ganz und gar mühelos in das Geschehen Ihrer Tätigkeit involviert. Es heißt, Handlung und Bewusstsein verschmelzen und der Prozess der Selbstwahrnehmung wird

Kennzeichen von Flow

ausgeblendet. Auch die Wahrnehmung der Zeit wird verzerrt bzw. tritt in den Hintergrund. Zwei der wichtigsten Aspekte der Flow-Erfahrung sind gleichzeitig zwei ihrer paradoxesten Eigenschaften. Zum einen haben Menschen im Flow das Gefühl, dass sie nicht in kontrollierter Weise handeln, sind aber ganz sorglos und sicher, dass die Situation nicht aus ihrer Kontrolle gerät. Zum anderen beschreiben sie trotz des Verlusts der Selbstwahrnehmung während des Handlungsprozesses eine intensivere Erfahrung von Selbst und Identität nach dem Abklingen der Flow-Phase. Die Kombination dieser Elemente und die Tatsache, dass die betreffenden Tätigkeiten zumeist solche sind, die einem Selbstzweck folgen und nicht von außen motiviert sind, führt dazu, dass ein Glücksgefühl entsteht. Was die Leistung angeht, die wir vorhin bereits eingehend zum Thema hatten, wachsen Menschen im Flow regelrecht über sich hinaus.

Anny: **Was Sie beschreiben, kommt mir bekannt vor. So etwas ist mir schon zugestoßen.**

»Himmelweiter Hyperfokus«

T. Horlitz, A. Schütz

An die Leser Manchmal verspürt Anny das Bedürfnis, sich mit AD(H)S auseinanderzusetzen, wie wir es auf den letzten Seiten mit dem Begriff des Stresses getan haben. Dann recherchiert sie im Internet neue Literatur zu diesem Thema, besucht Foren und beteiligt sich an aktuellen Diskussionen Betroffener. Dabei stößt sie immer wieder auf einen bestimmten Begriff. Viele Betroffene, Ärzte und Psychotherapeuten verwenden ihn, aber Einigkeit über seine Bedeutung herrscht nicht.

Es geht um die Fähigkeit der Hyperfokussierung. Anny schaut sich Interviews mit Wissenschaftlern an, die den sog. Hyperfokus eher als ein weiteres Defizit von AD(H)S beschreiben (Barkley 2010). Gleichzeitig liest sie jedoch auch Berichte von Therapeuten, in denen deutlich wird, welches Potenzial in diesem »Zustand« zu schlummern scheint und was für großartige Leistungen Erwachsene und auch Kinder mit AD(H)S unter seinem Einfluss schon gezeigt haben.

Hyperfokussierung

Letztlich pflichtet Anny während der Diskussionen der Betroffenen, die sie online findet und die es auch in ihrem sozialen Umfeld immer wieder gibt, immer denjenigen bei, die erst einmal fragen wollen: »Was ist der Hyperfokus überhaupt?«, »Bei welchen Tätigkeiten kann ein AD(H)Sler in diesen Zustand hineingeraten?« und »Ist es in der Tat ein passives Hineingeraten?«, »Welche Probleme birgt der Hyperfokus und kann man diesen Zustand überhaupt als Ressource bezeichnen?«. Natürlich hat Anny eigenes Erleben, das sie meint, unter diesen Begriff fassen zu können. Sie kann Erfahrungen beschreiben, die dem allgemeinen Verständnis des Begriffes entsprechen könnten. Aber inmitten der verwirrenden und sich widersprechenden Standpunkte fühlt sich Anny verloren. Viele Fragen lassen sich im folgenden Kapitel klären. Anny selbst kommt zu Wort und beschreibt ihre Erfahrung des Hyperfokus.

Der Zustand der Hyperfokussierung wird zumeist als eine überscharfe und anhaltende Aufmerksamkeitsleistung beschrieben, die für AD(H)S-Betroffene ungewöhnlich ist und nur selten auftritt, nämlich in den Fällen, in denen sie eine Tätigkeit mit großem Interesse und hoher Eigenmotivation ausführen (Krause u. Krause 2009). Auch wird nach den Parallelen zwischen Hyperfokus und Flow gefragt. Darüber hinaus stehen verschiedene Faktoren und Facetten zur Debatte, die diesen Zustand ermöglichen bzw. charakterisieren, um ihn anhand dessen als Ressource oder Defizitsymptom zu klassifizieren.

Eine solche Polarisierung werden Sie in diesem Buch nicht finden, stattdessen eine Diskussion beider Perspektiven und Hinweise, wie Sie mit ihren Hyperfokuserfahrungen umgehen können, damit diese nicht zu Stresserlebnissen werden.

»Himmelweiter Hyperfokus«

Psychologe: Auf der Basis einer wissenschaftlichen Untersuchung (Horlitz 2012) kann man in der Beschreibung der Hyperfokussierung drei Ebenen unterscheiden. Bedeutsam sind:
1. die äußeren Bedingungen, unter denen eine Hyperfokussierung möglich ist,
2. die Eigenschaften der Tätigkeit, die von einer Hyperfokussierung begleitet werden kann,
3. die subjektive Erfahrung, die eine Hyperfokussierung im Denken, Fühlen und Handeln beschreibt.

Dank den genauen und umfangreichen Beschreibungen von AD(H)S-Betroffenen können diese Aspekte im Folgenden differenzierter betrachtet und in die allgemeine Symptomatik integriert werden.

Bedingungen und Beschreibung des Hyperfokus

- **Äußere Bedingungen**

Es hat sich gezeigt, dass der Hyperfokus nicht aktiv herbeiführbar ist. Er stößt einem zu, man gerät hinein. Möglich ist jedoch, die Rahmenbedingungen, das Umfeld also, so einzurichten, dass der Zustand begünstigt wird. Dazu gehört vor allem **Zeit**. Es ist von großer Bedeutung, genügend Zeit oder zumindest einen verlässlich eingeplanten Zeitrahmen zu haben, den man für jene Aufgaben und Tätigkeiten nutzt, bei denen man in eine Hyperfokussierungsphase geraten kann. Zeitdruck hingegen, so haben wir vorher herausgearbeitet, ist einer der bekanntesten Stressoren.

Äußere Bedingungen

Anny: Ja! In Situationen, in denen ich weiß, dass ich mehr Zeit zur Verfügung habe als ich voraussichtlich für das, was ich tun werde, brauche, erlebe ich den Hyperfokus. Es ist dann kein Blick auf die Uhr notwendig, ich kann mich ganz auf die Tätigkeit konzentrieren. Und ich muss nicht darauf achtgeben, was ich nach Ablauf der Zeit zu tun habe. Das ist wichtig, denn während ich handle, verliere ich mein Gefühl für die Zeit und den Ort, an dem ich bin. Es gibt nur das, was ich mache. Das kann ich zulassen, wenn ich weiß, dass der Zeitrahmen groß genug ist.

Psychologe: Darüber hinaus ist es wichtig, eine **optimale Reizumgebung** aufzusuchen. Für manche Menschen ist absolute Ruhe eine notwendige Bedingung. Andere fühlen sich bei leiser Musik wohl. Und für wieder andere ist ein Haus am Meer, der Blick zum Horizont und das Rauschen der Wellen eine förderliche Kulisse, um sich zu konzentrieren. Mit der unmittelbaren Umgebung hängt auch zusammen, wie ungestört man sich zurückziehen kann. Für manchen Hyperfokussuchenden ist es vorteilhaft, die Einsamkeit zu suchen, um nicht von Neben- oder Hintergrundgesprächen abgelenkt zu werden. Andere Betroffene dagegen berichten, dass sie während eines Hyperfokus überraschenderweise in der Lage sind, Hintergrundgeräusche in ihrer Wahrnehmung so zu regulieren, dass sie nicht störend wirken oder sie sogar im Tun unterbrechen.

Anny: **Wenn ich mir meine Umgebung so einrichte, dass ich auf alle notwendigen Dinge Zugriff habe, ist das der förderlichste Zustand. Wollte ich eine Reise für Kunden zusammenstellen, brauchte ich ein Telefon, einen Internetzugang und meine Unterlagen. Nach Möglichkeit sollte mich niemand stören, ich grenze mich dann gern von der Außenwelt ab. Es war, als tauchte ich in eine andere Welt ein und sei von Geräuschen und derartigen Ablenkungen abgeschirmt gewesen. Ein guter Freund von mir, auch Betroffener von AD(H)S, erlebt das beim Malen. Es gelingt ihm in anfänglich ruhiger Umgebung, die später auftretenden Gespräche auszublenden bzw. ihre Lautstärke zu regulieren.**

An die Leser Wenn es um den Zusammenhang zwischen Ihrer Umgebung und Ihrer Hyperfokusfähigkeit geht, experimentieren Sie mit sich selbst. Probieren Sie aus, was Ihnen bei dieser Art der Konzentration hilft. Sie selbst entscheiden auch, ob Sie allein sein möchten oder ob Sie die Anwesenheit anderer unterstützt.

Noch wichtiger: Es klingt so selbstverständlich, dass Sie es überlesen haben mögen. Vergessen Sie nicht, dass Sie Einfluss auf die Bedingungen nehmen können, unter denen Sie arbeiten.

Psychologe: Betrachten wir also das Phänomen Hyperfokus noch etwas genauer.

- **Eigenschaften der Tätigkeit**

Neben den äußeren Rahmenbedingungen, in die eine Tätigkeit eingebettet ist, ist für die Erfahrung des Hyperfokus auch die Aufgabe selbst von großer Bedeutung. Es konnte gezeigt werden, dass es ganz unterschiedliche Aufgaben oder Freizeitbeschäftigungen sind, die eine Hyperfokussierung ermöglichen. Wissenschaftliches Arbeiten, Reagieren auf Ereignisse am freien Markt, Malen, das Planen von Reisen - all diese Beispiele stehen für Zugänge zu einer exklusiven Konzentration, die den Hyperfokus kennzeichnet. So individuell diese bevorzugten Tätigkeiten bewertet werden, so deutlich zeigen sich dennoch ganz bestimmte verallgemeinerbare Eigenschaften, die für eine Hyperfokussierungsphase förderlich sind.

Verallgemeinerbare Eigenschaften, die Hyperfokussierungsphasen fördern
- **Persönliche Relevanz:**
  Die Aufgabe besitzt eine besonders hohe subjektive Relevanz für Sie, da Sie diese entweder selbst gewählt haben und/oder diese Ihrem größten Interesse entspricht.
- **Explorativer Charakter:**
  Die Tätigkeit beschäftigt sich mit Neuem. Sie werden entweder mit Unvorhergesehenem konfrontiert oder Sie orientieren sich in einem neuen Themengebiet, in einem fremden Land, in dem Verständnis eines Problems neu. Zu neuen Themen und einem neuen Verstehen gehört immer auch die Erfahrung des Lernens. Oft sind die Tätigkeiten und Aufgaben, bei denen eine Hyperfokussierung entstehen kann, auch damit verbunden, nicht nur neue Orientierungen zu erlangen, sondern sich dabei auch neue Kompetenzen anzueignen.
- **Komplexität/Dynamik:**
  Der Gegenstand oder das Problem, das Sie beschäftigt, ist schwierig überschaubar und komplex. Es gilt, veränderbare Zusammenhänge einzubeziehen und die Erweiterung von Wissen zu berücksichtigen.
- **Kreativität:**
  Das Ziel Ihrer Aufgabe ist, dass etwas neu entsteht. Ein Bild, eine strukturierte Reiseroute, wirtschaftliche Beziehungen und Erfolg durch strategische Verhandlungen, neue Wissensstrukturen oder ein daraus resultierender eigener Text.
- **Autonomie:**
  Sie arbeiten selbstbestimmt und treffen inhaltliche und organisatorische Entscheidungen selbst.

- **Die subjektive Erfahrung »Hyperfokus«**

Um das Phänomen Hyperfokus so gut wie möglich zu verstehen, ist es besonders relevant, den Erfahrungskern dieser Form der Konzentration zu beschreiben. Allgemein bekannt ist, dass das Handeln von einem ausgesprochen hohen Maß an **Eigenmotivation** begleitet wird. Die Gründe dafür liegen in der Kombination der Tätigkeitseigenschaften und dem persönlichen Interesse, was Sie der Aufgabe entgegenbringen. Daraus entsteht ebenfalls eine besonders positive Emotionalität, ein **Glücksempfinden**, das mit dem Zustand verbunden wird.

Bemerkenswert ist darüber hinaus, dass die **Leistungsfähigkeit** der Betroffenen im Denk- und Handlungsfluss beträchtlich zunimmt. Es wird berichtet, dass Denken und Handeln in diesem

Die subjektive Erfahrung des Hyperfokus

Zustand regelrecht verschmelzen. Da ist kein Platz für Zweifel oder eine Reflexion der nächsten Schritte. Stattdessen gibt es eine überzeugende **Sicherheit** über das Gelingen, die sich folgerichtig auch in messbar erhöhter Leistungsfähigkeit spiegeln kann: verminderte Reaktionszeiten, die Güte von Entscheidungen im Verlauf einer Problemlösung, das Erreichen der Ziele.

AD(H)S-Betroffene berichten immer wieder von niedrigem Selbstwert und Schwierigkeiten, eine **in sich stimmige Identität** zu empfinden. Auch wissenschaftliche Ergebnisse untermauern diese Erfahrungen. Die Erfahrung des Hyperfokus verhilft allerdings dazu, sich als ganz zu empfinden, und nicht nur auf die Tätigkeit, sondern auch ganz auf sich selbst einzulassen.

Anny: Ich bin nie authentischer als im Hyperfokus. Ich habe dann kaum Zweifel an meinem Können. Meine Identität kann ich absolut klar definieren. Ich weiß, wer ich bin und ich weiß, woher ich komme und wohin ich will. Es ist aber auch die Frage, was mit dem Identitätsgefühl geschieht, wenn man aus der Hyperfokussierung heraustritt. Schließlich erlebt man ja genau solche extremen Dinge wie einen Hyperfokus. Das Extreme teile ich mit wenigen Menschen, das Gefühl der Sicherheit wird brüchig, wenn ich mir das vergegenwärtige. Aber währenddessen ist da Freiheit. Es ist wie ein Flug durch das Weltall und man sieht die Erde und das Universum. Das entspricht für mich dem Bild des Hyperfokus. Und ich bin eins. Körper und Seele sind eins.

Psychologe: Was Sie hier andeuten, spricht klar dafür, dass es einerseits in einer Konzentrationsphase wie dem Hyperfokus eine für AD(H)S-Betroffene seltene Erfahrung einer abgeschlossenen und stimmigen, d. h. kohärenten Identität gibt, die im Gegensatz zu Alltagserlebnissen steht. Andererseits wird ebenfalls deutlich, dass, so positiv die Emotionalität und so intensiv das Sein während der Hyperfokuserfahrung sein mag, auch reflektiert wird, dass es sich um eine Extremerfahrung handelt, die zu den Kennzeichen von AD(H)S gehört.

Identität und Hyperfokus

An die Leser Sie finden die beschriebenen Facetten des Prozesses der Hyperfokussierung in geordneter Form in ◘ Abb. 3.1.

Um die Einschätzung des Potenzials von Situationen und Tätigkeiten praktisch zu üben, finden Sie hier ein vorgezogenes Arbeitsblatt »Hyperfokus - Griff nach den Sternen« (◘ Abb. 3.2).

Hyperfokus als Glückserfahrung

Anny: Ja, das ist richtig, es ist eine Extremerfahrung, mit der ich sorgsam umgehen muss. Aber sie ist mehr als Sie das be-

»Himmelweiter Hyperfokus«

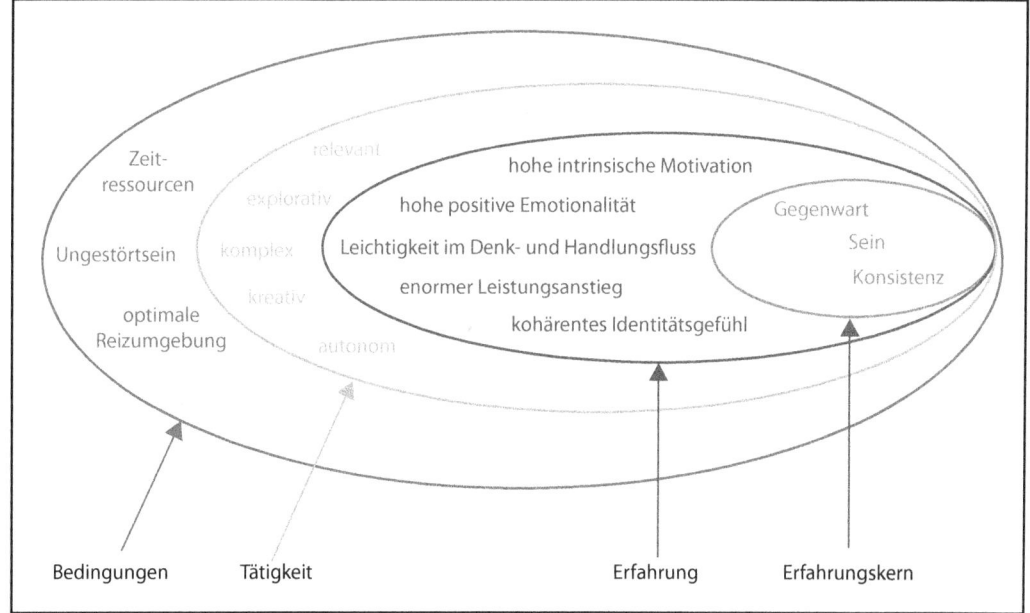

Abb. 3.1 Modell des Hyperfokus nach Horlitz (2012)

schrieben haben. Sie bedeutet uns Betroffenen viel, gerade, weil es eine Glückserfahrung, ein Hochgefühl ist. Eines, das sich entwickelt, während wir die Dinge tun, in denen wir aufgehen. ◘ Abb. 3.1 drückt das gut aus. Ich bin in Bewegung und ich bewege mich in eine positive Richtung. Man könnte sagen, die Eigenschaften der Tätigkeit sind der Motor für die Erfahrung in unserem Inneren – das Erleben von Geschwindigkeit. Und irgendwann lassen diese Erfahrungen die Tätigkeit selbst in den Hintergrund treten. Darüber würde ich gerne sprechen.

Psychologe: Gerne. Ich höre Ihnen zu. Aber lassen Sie uns dieses kostbare Thema für das Ende unseres Gespräches aufsparen. Ich möchte vorher mit Ihnen gemeinsam die Zusammenhänge zwischen dem Phänomen des Hyperfokus und anderen AD(H)S-Symptomen erarbeiten.

- **Hyperfokus und AD(H)S-Symptome oder Hyperfokus als AD(H)S-Symptom**

Speziell für das Erwachsenenalter wurden die Wender-Utah-Kriterien (Wender 1995, 2002) entwickelt. Diese Kriterien dienen uns jetzt dazu, die Bedeutung der Fähigkeit zur Hyperfokussierung zu verdeutlichen. In der folgenden Tabelle ◘ Tab. 3.1 wird beides miteinander verglichen.

Hyperfokus und AD(H)S-Symptome

ADHS: Himmelweit und unter Druck		
AB 1	Hyperfokus – Griff nach den Sternen	Seite 1

Hyperfokus – Griff nach den Sternen

Vergegenwärtigen Sie sich anhand eines eigenen Beispiels die Aspekte des Hyperfokus-Erlebens. Beschriften Sie die Strahlen Ihres Hyperfokus-Sterns mit Aspekten

- der äußeren Bedingungen
- der Eigenschaften der Tätigkeit
- der subjektiven Erfahrungen wie Zeit-, Körperempfindung oder Identitätsgefühl
- der Leistungsfähigkeit (z. B. Gedächtnis, Arbeitsgeschwindigkeit etc.)
- der wahrgenommenen Gefahren

oder mit eigenen Themen, die Sie für sich als wesentlich empfinden

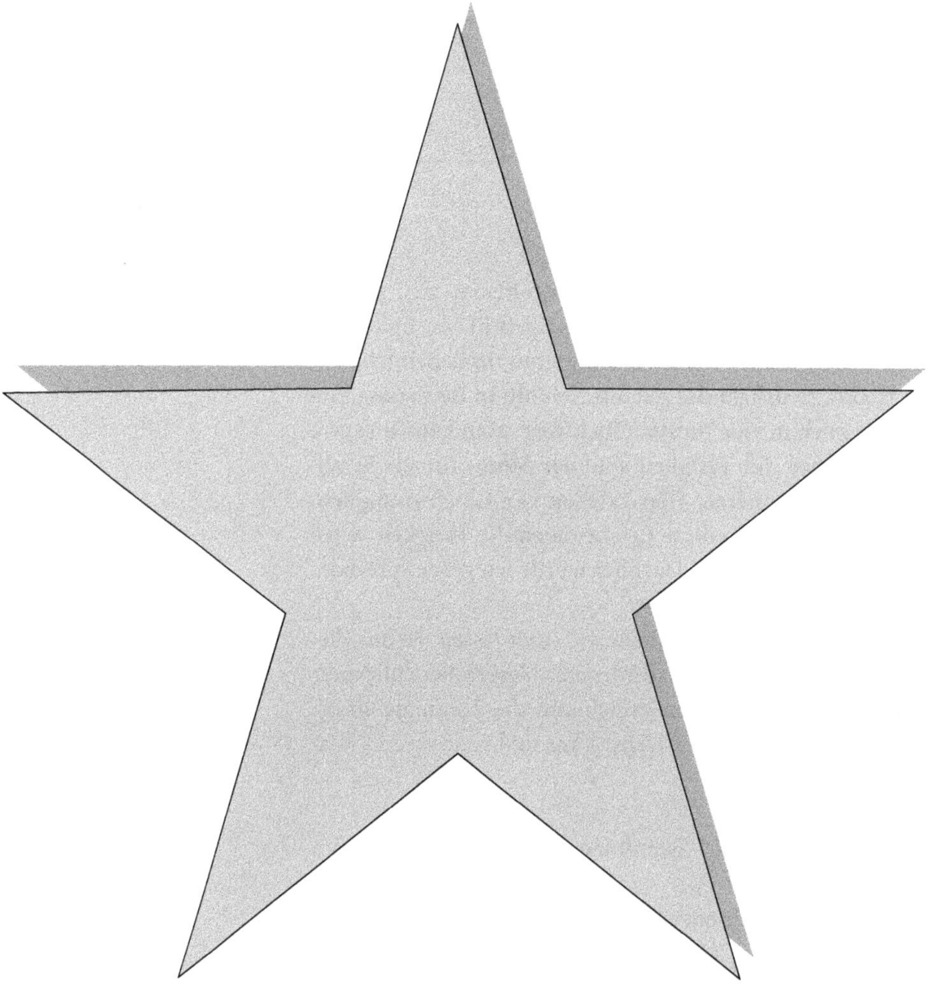

©2015, Springer-Verlag Berlin, Heidelberg. Aus: Horlitz, T., Schütz, A.: ADHS: Himmelweit und unter Druck

Abb. 3.2 Hyperfokus - Griff nach den Sternen

◘ **Tab. 3.1** Wender-Utah-Kriterien für AD(H)S bei Erwachsenen im Vergleich zur Symptomausprägung während der Hyperfokussierung. (Nach Horlitz 2012)

Wender-Utah-Kriterium	Hyperfokus
Aufmerksamkeitsstörung: – Erhöhte Ablenkbarkeit – Vergesslichkeit – Zerstreutheit	In der Verfassung des Hyperfokus entwickeln AD(H)Sler die Fähigkeit, auch über lange Zeiträume themenzentriert selektiv aufmerksam zu sein. Sie sind weder von äußeren Reizen noch von inneren Bedürfnissen ablenkbar. Details werden sehr gut erinnert.
Motorische Hyperaktivität: – Innere Unruhe und Nervosität	Während einer Hyperfokusphase sind die Betroffenen fähig z. B. stundenlang lesend am Schreibtisch zu sitzen. Sie geben an, sich dabei entspannt zu fühlen. Die Unruhe scheint dennoch nicht zu verschwinden. Allerdings wird sie zum Motor der Tätigkeit, die es ermöglicht, zumeist über Stunden bewegungslos zu bleiben. Währenddessen wird trotz körperlicher Inaktivität von einem Hochgefühl gesprochen
Affektlabilität: – Wechselnde reaktive Stimmungslagen	Was den Hyperfokus betrifft, wird von einer stabil positiven Stimmungslage berichtet. Die Betroffenen erfahren den Zustand sogar als Glück. Mehr noch, sie sind teilweise in der Lage, ihr Gefühl der Entspannung (siehe Unruhekriterium) und des Wohlbefindens mit in den Alltag zu nehmen. Anderen gelingt dies weniger gut, und die Niedergeschlagenheit kehrt zurück, wenn keine Beschäftigung die Voraussetzungen für eine erneute Hyperfokussierung erfüllt.
Affektkontrolle: – Erhöhte Reizbarkeit – Verminderte Frustrationstoleranz	Im Verlauf einer Hyperfokussierung sind Frustrationstoleranz und Reizbarkeit für den AD(H)Sler keine relevanten Themen. Der Zustand ist von einem Gefühl der Entspannung gekennzeichnet, welches es ermöglicht, sich derart von der Umwelt unabhängig zu machen, dass sie nicht durch soziale Einflüsse reizbar sind. Allerdings kommt es vor, dass äußere Zwänge und Notwendigkeiten den Hyperfokus beenden. Durch das hohe emotionale Engagement für die Hyperfokusaufgabe kann darauf eine ungehaltene Reaktion der Unzufriedenheit folgen. Was den Straßenverkehr betrifft, ist anzunehmen, dass insbesondere im direkten Nachgang einer Hyperfokussierung die regelabhängigen und auch sozialen Herausforderungen von der Hyperfokusentspannung begleitet werden und die breite Reizoffenheit nicht zu Nervosität führt.
Impulsivität: – Rededrang – Ungeduld – Mangelnde Selbstregulation	Für den Hyperfokus gilt, dass Handlungen, die inhaltlich nichts mit ihm zu tun haben, problemlos aufgeschoben werden können (der Hyperfokus selbst allerdings nicht), ja sogar als Bedürfnis gar nicht ins Bewusstsein treten. In sozialen Beziehungen ergibt sich durch den Rückzug in die Tätigkeit nur selten Gelegenheit zur Impulsivität. Es wird darüber hinaus berichtet, dass während einer Hyperfokussierungsphase die Ablenkungsintensität durch fremde Gespräche auch in unmittelbarer Nähe des Betroffenen stark abnimmt, sodass auch dadurch ein Dazwischenreden sowie eine gewisse Ungeduld in Bezug auf den Gesprächsfluss nicht vorkommen (es sei denn, der Hyperfokus wird während eines Gespräches erlebt).
Emotionale Überreagibilität: – Emotionale Instabilität – Leichte Reizbarkeit/Überreaktion	Die Erfahrung der Hyperfokussierung gehört zu denen, die von Betroffenen als außerordentlich emotional empfunden und beschrieben werden. An die betreffende Tätigkeit selbst ist eine hoch positive Emotionalität geknüpft. Das Beenden dieses Zustandes wird eher mit negativen Gefühlen in Verbindung gebracht (Enttäuschung bei erzwungenem Ende, Erschöpfung nach langer Hyperfokusphase). Dazu kommt, dass während des Hyperfokus wenig emotionale und kognitive Kontrolle notwendig und möglich ist, wodurch davon ausgegangen werden kann, dass es sowohl im positiven als auch im negativen Sinne zu starken emotionalen Reaktionen kommen kann.

Praktische Hinweise für den Umgang mit Hyperfokussierung

■ **Praktische Hinweise**

Um eine Hyperfokussierung zu ermöglichen, können auf der Basis der vergangenen Abschnitte folgende Leitlinien formuliert werden:

> **Optimale Bedingungen zur Hyperfokussierung**
> — Finden Sie ein individuell faszinierendes Thema oder eine selbst gewählte explorative Aufgabe, die Ihre Neugier und damit Ihre Aufmerksamkeit längerfristig binden kann.
> — Reservieren Sie sich frei verfügbare Zeit, möglichst erheblich mehr als zur Lösung der betreffenden Aufgabe notwendig wäre.
> — Schaffen Sie eine Umgebung, die mit einem mittleren Reizniveau ausgestattet ist, die nicht ablenkend und doch subjektiv stimulierend wirken kann (z. B. durch einen Ausblick aus dem Fenster, leiser Musik oder auch genügend Arbeitsmaterialien, die zur Erkundung des Hyperfokusthemas beitragen können).
> — Gewährleisten Sie eine ungestörte Situation, in der es die Möglichkeit gibt, sich für konzentriertes und autonomes Arbeiten zurückzuziehen.
> — Überlassen Sie sich (und andere Hyperfokussierende) nicht über lange Zeit völlig sich selbst. Sorgen Sie, wenn möglich, für eine Begleitung, in Form von zeitweiser Anwesenheit vertrauter Personen und schaffen Sie so eine Möglichkeit, aus der Hyperfokussierung herauszutreten und physiologische Bedürfnisse zu erfüllen, um keine körperlichen Mangelerscheinungen zu entwickeln.
> — Geben Sie sich (oder anderen Betroffenen) die Gelegenheit, einen entsprechenden Wunsch vorausgesetzt, über die Erfahrung des Hyperfokus zu sprechen und somit zu unterstützen, dass die vielschichtige Empfindung verarbeitet und in das Selbstbild integriert werden kann. Positive Aspekte werden so gezielt als Ressourcen genutzt.

Anny: Diese Tipps finde ich ausgesprochen hilfreich und nachvollziehbar. Aber ein Hyperfokus hat nicht nur Vorteile und ist nicht nur eine Ressource, nicht wahr?

Psychologe: Sie haben recht. Es gibt gleichzeitig Zusammenhänge zwischen Hyperfokus und Stress. Das Thema Stress haben wir ja bereits besprochen, aber an dieser Stelle ist es wichtig, auch diese Facette eines Hyperfokus kurz zu verdeutlichen. In der Regel empfinden Menschen Stress in Situationen, die sie überfordern, beispielsweise dadurch, dass mehrere Schritte einer Aufgabe gleichzeitig durchgeführt werden müssen. Auch AD(H)S-Betroffene geraten dann in Überlastung.

Während einer Phase des Hyperfokus ist das anders. Was bei AD(H)S-Betroffenen Stress verursacht, sind also keine Tätigkeiten, die einen hohen Komplexitätsgrad aufweisen oder eine bestimmte Anzahl von Arbeitsschritten zur gleichen Zeit erfordern. Sie fühlen sich in derartigen Stresssituationen oft sogar wohl. Was zur Überforderung führt, sind vielmehr alltägliche kleine Ärgernisse, simple Anforderungen oder Entscheidungen. Die Ursache hierfür liegt darin, dass AD(H)Sler keine systematischen Problembewältigungsstrategien im Umgang mit Alltagsstressoren anwenden. Solche Stressoren können beispielsweise unkontrollierbare Ablenkungen sein, negative Gedanken über sich selbst, oder auch von außen gesetzte Ziele und Aufgaben, die der gesuchten Selbständigkeit widersprechen oder auf eine Weise vorstrukturiert sind, dass sie langweilig erscheinen.

Hyperfokus als Ressource und Gefahr

Anny: Und worin besteht der Unterschied zwischen einem Flow-Erleben und dem AD(H)S-spezifischen Hyperfokus?

Psychologe: Während eines Hyperfokus, das wurde weiter vorn deutlich, besteht eine Balance im Bereich optimaler Beanspruchung. Vergegenwärtigt man sich in einer Abbildung, wie wir es getan haben, die strukturellen Eigenschaften eines Flow-Erlebnisses, liegt der Grund für die öffentlich diskutierten Ähnlichkeiten von Hyperfokus und Flow nahe. Die Kriterien optimaler Beanspruchung und einer positiven Motivationslage gelten für beide. Und in der Tat sind beide Arten der Erfahrung in ihren Aspekten nahezu deckungsgleich wie aus ◘ Tab. 3.2 ersichtlich wird.

Hyperfokus und Flow im Vergleich

Der Unterschied zwischen Hyperfokus und Flow liegt insbesondere in den Fragen nach der Berücksichtigung körperlicher Bedürfnisse während der Konzentrationsphase und dem Hinaustreten aus dem fokussierten Zustand.

Menschen im Flow verspüren kaum Hunger, Durst oder Müdigkeit. Die Wahrnehmung dieser unmittelbaren Bedürfnisse tritt in den Hintergrund und wird im Allgemeinen vernachlässigt, solange es geht, um die Tätigkeit nicht unterbrechen zu müssen. Es gibt jedoch einen Zeitpunkt, an dem z. B. der Müdigkeit bewusst nachgegeben wird. Die Menschen gönnen ihrem Körper etwas Erholung und Regeneration, um sich danach der fesselnden Aufgabe mit neuer Energie widmen zu können.

AD(H)S-Betroffene, die sich in einer Phase der Hyperfokussierung befinden, übersehen derartige Zeichen oder sind aufgrund mangelnder Selbstregulation oft nicht in der Lage, die Tätigkeit selbstbestimmt zu unterbrechen. Sie laufen insofern Gefahr, sich vollkommen zu erschöpfen.

Tab. 3.2 Vergleich zwischen Elementen des Flow-Erlebens und des Hyperfokus. (Nach Horlitz 2012)

Elemente des Flow-Erlebens	Hyperfokus
Anforderung und Fähigkeit stehen in balanciertem Verhältnis	Ja
Fähigkeit, sich auf das Tun zu konzentrieren	Ja
Aktivität hat klare Ziele	Ja
Zeitnahes Feedback	Meistens
Tiefe Involviertheit und Mühelosigkeit, Verschmelzen von Handlung und Bewusstsein	Ja
Paradox der Kontrolle (nicht kontrolliert handeln, ohne Sorge jedoch, die Kontrolle zu verlieren)	Ja
Ausgeblendete Selbstwahrnehmung während des Flow-Prozesses und ein stärkeres Selbstempfinden nach dem Flow	Ja
Veränderte Zeitwahrnehmung	Ja
Kombination der Elemente führt zu einem Glücksgefühl	Ja
Tätigkeiten haben autotelischen Charakter (Selbstzweck)	Ja

An die Leser Im Anwendungsteil dieses Buches finden Sie Übungen, die dazu dienen, auf körperliche Signale zu achten und Stressreaktionen an sich selbst wahrzunehmen. Zudem finden Sie auch Aufgaben, die Ihnen helfen, Handlungsregulationsstrategien zu entwickeln, um sowohl Stresssituationen im Allgemeinen aktiver zu begegnen als auch Phasen der Hyperfokussierung als Ressource empfinden und nutzen zu können.

Anwendungsteil

Kapitel 4	**Von der Theorie zur Praxis – Ziele für die Anwendung – 53** *T. Horlitz, A. Schütz*
Kapitel 5	**Stressbewältigung – 59** *T. Horlitz, A. Schütz*
Kapitel 6	**AD(H)S-Spezifik – 67** *T. Horlitz, A. Schütz*
Kapitel 7	**Epilog – 87** *T. Horlitz, A. Schütz*

Von der Theorie zur Praxis – Ziele für die Anwendung

T. Horlitz, A. Schütz

Einführung in den Anwendungsteil

An die Leser: Nachdem sich der erste Teil des Buches durch das Gespräch zwischen Anny und dem Psychologen mit den Grundlagen von AD(H)S, einem breiten Begriff von Stress und den Zusammenhängen zu motivationalen Aspekten des Verhaltens beschäftigt hat, ist das Ziel des zweiten Teils die Anwendung dieses Wissens. Hier werden Sie direkt angesprochen. Sie erfahren also nicht, was Anny über AD(H)S lernt oder wie sie damit umgeht, sondern Sie sind jetzt selbst an der Reihe.

Die folgenden Kapitel sind derart gestaltet, dass Sie zu ausgewählten inhaltlichen Schwerpunkten Zielvorschläge erhalten. Diese Zielvorschläge ergeben sich auf der Basis des Wissens, das Sie im ersten Teil des Buches erworben haben und sind dazu geeignet, diese zu Ihren eigenen Zielen zu machen. Sie haben nun die Möglichkeit, Ziele für sich selbst zu übernehmen, wenn diese Ihnen neu und brauchbar erscheinen. Somit können Sie selbst eine Auswahl treffen oder aber die Vorschläge der Reihe nach bearbeiten.

Im Anschluss an die Ziele jedes Kapitels finden Sie Hinweise, wohin diese Sie führen, wobei sie Ihnen helfen können und auf welche Ihrer Ressourcen und Fähigkeiten sie sich beziehen. Darüber hinaus wird erklärt, welche Kompetenzen Sie zur Erreichung der Vorhaben benötigen.

Außerdem erhalten Sie Materialien in Form von Arbeitsblättern oder Übungsaufträgen, die geeignet sind, auf diese Ziele hinzuarbeiten oder Fähigkeiten zu trainieren. Die Aufträge und Aufgabenblätter haben nicht den Charakter von Schulaufgaben. Es geht nicht darum, eine bestimmte Leistung an den Tag zu legen. Das Material soll Ihnen vielmehr eine Unterstützung sein und Ihnen dabei helfen, Ihre eigenen Wünsche oder Vorsätze in systematischer Weise zu erreichen und sich dabei Ihrer Ressourcen und Lernmöglichkeiten bewusst zu werden.

Ziele des Patienten »Hand-Buches«

Die im Folgenden aufgeführten Ziele möchten wir gemeinsam mit Ihnen in den Anwendungsübungen anstreben.

1. **Reflexion der eigenen Stressgefährdung**
    - Belastungen, die als Stress wahrgenommen werden können, werden vergegenwärtigt und eigene Bewältigungsstrategien gesammelt.
2. **Reflexion zur eigenen Betroffenheit von AD(H)S und zum Einsatz ressourcenorientierter Reflexions- und Trainingsaufgaben für den Ausbau von Bewältigungsstrategien**
    - Die eigenen Ressourcen und deren Ausbaubedarf werden zusammengestellt und der Umgang mit den AD(H)S-Symptomen bewusst gemacht.

Von der Theorie zur Praxis – Ziele für die Anwendung

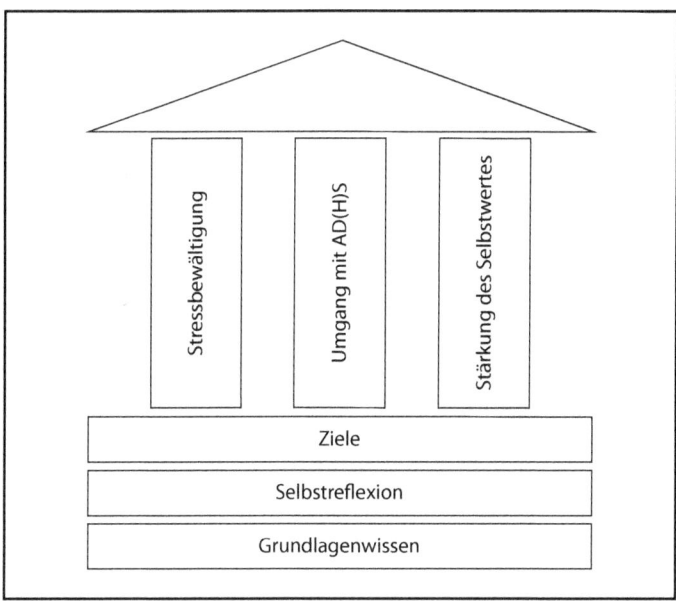

Abb. 4.1 Ziele des »Hand-Buches«

Auf der Basis der Reflexionen wird ein erweitertes Repertoire an Strategien bzgl. der AD(H)S-Symptomatik erarbeitet. Ebenfalls wird ein breiteres Verhaltensrepertoire hinsichtlich der erlebten Stressbelastung aufgebaut.
3. **Stärkung des Selbstwertes**
Durch den Fokus der Übungen auf vorhandenen Fähigkeiten und Fertigkeiten und deren sukzessiver Erweiterung wird indirekt auch der Selbstwert gestärkt.

Die in ◘ Abb. 4.1 genannten Themen bilden jene drei Säulen, die den erfolgreichen Umgang mit stressreichen Situationen für AD(H)S-Betroffene tragen und unterstützen sollen, indem sie insbesondere die reflektierte Auseinandersetzung mit sich selbst und den aktuellen Umständen fördern.

- **Grundlagenwissen**

Im theoretischen Teil des Buches haben Sie eine Übersicht über jenes Fakten- und Prozesswissen bekommen, das zur Klärung und Differenzierung sämtlicher Komponenten wichtig ist, die an der Stressentstehung und -aufrechterhaltung beteiligt sind. Sie haben Informationen über kurz- und langfristige Folgen von Stress erhalten. Und Sie haben dieses Wissen mit den Wahrnehmungs- und Verhaltensbesonderheiten des AD(H)S insofern in Zusammenhang gebracht, als dass Sie gelernt haben, dass AD(H)S-Betroffene

Grundlagenwissen

zumeist von allgemein bekannten Stresssymptomen noch intensiver belastet werden.

Aufbauend darauf lernen Sie im Folgenden verschiedene Bewältigungsmöglichkeiten durch Denk- und Verhaltensstrategien für Ihren Alltag kennen, um anschließend individuell entscheiden zu können, ob die jeweiligen Methoden für Sie geeignet sind.

▪ Selbstreflexion

Selbstreflexion

Im Rahmen der Selbstreflexionsaufgaben werden Sie dazu angeregt, interne und externe Stressauslöser sowie die eigenen Reaktionsmuster differenziert und achtsam wahrzunehmen. Dabei sollen physiologische, kognitive, emotionale und verhaltensbezogene Reaktionen ebenso wie Umweltfaktoren und deren komplexe Wechselwirkung beobachtet werden. Insbesondere die Wahrnehmung und Ausschöpfung Ihrer eigenen Ressourcen sollen angestrebt und erleichtert werden.

▪ Erarbeitung von Zielen

Erarbeitung von Zielen

Mit Hilfe Ihres Wissens und auf der Basis Ihrer Auseinandersetzung mit sich selbst, geht es darum, Ihre eigenen Ziele so realistisch und konkret wie möglich zu formulieren. Ziele sollten bestimmten Kriterien genügen, damit sie umsetzbar sind (Locke u. Latham 1984):

- konkret und genau formuliert,
- zeitlich festgelegt,
- unterteilbar in kurz- und langfristige Ziele sowie jeweils überschaubare Zwischenschritte oder Teilziele,
- anspruchsvoll, aber realistisch,
- im eigenen Einflussbereich liegend,
- an Erfolgskriterien überprüfbar,
- positiv formuliert,
- selbstbestimmt.

Manchmal kann es vorkommen, dass es Ihnen schwerfällt, eine problemfokussierte Sichtweise zu verlassen und positive und erstrebenswerte Ziele festzulegen. In derartigen Situationen kann Ihnen eine besondere Frage, die sog. Wunderfrage, helfen. Versuchen Sie, eine Antwort auf die Frage zu formulieren. Diese Methode hilft Ihnen, sich vorzustellen, was Sie gern erreichen wollen und wie Sie in Zukunft leben möchten.

Von der Theorie zur Praxis – Ziele für die Anwendung

ADHS: Himmelweit und unter Druck

| AB 2 | Ziele | Seite 1 |

Ziele

Was sind meine persönlichen Ziele? An welchen Fähigkeiten möchte ich arbeiten?

Ordnen Sie die Ziele nach Bedeutung und notieren Sie notwendige Teilschritte. Dabei müssen nicht alle Zeilen der Tabelle ausgefüllt werden, d. h. es ist nicht wichtig, ob Sie zehn Ziele gleichzeitig verfolgen. Wichtig ist, dass Ihre Ziele realistisch und erreichbar sind.

Priorität	Ziel	Teilziele oder -schritte
1		
2		
3		
4		
5		
6		
7		
8		
9		
10		

©2015, Springer-Verlag Berlin, Heidelberg. Aus: Horlitz, T., Schütz, A.: ADHS: Himmelweit und unter Druck

Abb. 4.2 Ziele

Wunderfrage

Aufgabe
Wunderfrage (Übung nach de Shazer 2013)
»Angenommen, es wäre Nacht und Sie legen sich schlafen. Während Sie schlafen, geschieht ein Wunder und das Problem, das Sie schon seit längerer Zeit belastet, ist gelöst. Da Sie geschlafen haben, wissen Sie nicht, dass dieses Wunder geschehen ist. Was wird Ihrer Meinung nach morgen früh das erste kleine Anzeichen sein, welches Sie darauf hinweist, dass sich etwas verändert hat?«
Die Wunderfrage kann wie folgt präzisiert werden:
- Was genau wäre anders?
- Wie würden Sie sich anders verhalten? Was würden Sie tun, wenn Sie sich von dem belastenden Zustand befreit fühlten?
- Welche Gedanken/Gefühle sind dann anders?
- Wer in Ihrer Umwelt würde bemerken, dass dieses Wunder geschehen ist?
- Wann war es in letzter Zeit schon einmal so ein bisschen wie nach dem Wunder?
- Was können Sie jetzt tun, um ein Stück dieses Wunders schon heute passieren zu lassen?

Wenn Sie diese Fragen beantworten konnten, haben Sie eine wichtige Vorbereitung für die notwendigen Schritte hin zu Ihren eigenen Zielsetzungen getroffen. Mit Arbeitsblatt 2 (◘ Abb. 4.2) bekommen Sie eine von vielen Möglichkeiten, Ihre Ziele in übersichtlicher Form festzuhalten.

Stressbewältigung

T. Horlitz, A. Schütz

Stressbewältigung

Im Folgenden erinnern wir uns an das Modell zur Stressentstehung, welches wir im theoretischen Teil des Buches erwähnt haben. ◘ Abb. 5.1 soll Ihnen dabei helfen, sich an dieser Stelle Ihren aktuellen Stresssituationen zuzuwenden. Stress geht stets mit einem Überlastungsgefühl einher, was entsteht, wenn die Anforderungen der beruflichen oder privaten Situation die individuellen Bewältigungsmöglichkeiten übersteigen. Dieses Urteil basiert auf gedanklichen Bewertungsprozessen und ist daher stets subjektiv.

- **Stressoren**

Aufgabe zur Wahrnehmung von Stressoren

Eines Ihrer Ziele könnte sein, Ihr eigenes Belastungserleben zu verändern. Die Voraussetzung dafür ist eine wache und ehrliche Bestandsaufnahme dessen, was Ihnen aktuell Probleme bereitet. Nehmen Sie sich also Zeit, Ihre persönlichen Stressauslöser anzuschauen und für sich festzuhalten. Hierfür steht Ihnen Arbeitsblatt 3 (◘ Abb. 5.2) zur Verfügung. Sie können an den dafür vorgesehen Plätzen innere und äußere Stressoren sammeln und Vermerke darüber anbringen, als wie belastend Sie die einzelnen Probleme empfinden.

Stressauslöser können beispielsweise Zeitdruck und zu viele Aufgaben sein, familiäre Sorgen, Streitigkeiten mit Vorgesetzten oder im privaten Bereich, aber auch der eigene Perfektionismus, Versagensängste sowie die AD(H)S-spezifische Reizoffenheit und die resultierende Unorganisiertheit bei anstehenden Aufgaben. Daran erinnern Sie sich aus ▶ Kap. 1.2. Diese Begriffe treffen möglicherweise Ihre Belastungssituation auf den Punkt. Andererseits sind diese Beispiele sehr abstrakt formuliert. Achten Sie darauf, dass Sie Ihr Erleben so differenziert wie möglich beobachten, damit Sie die Möglichkeit haben, vorhandene oder neu zu erlernende Bewältigungsstrategien so auszuwählen, dass sie zu konkreten Lösungen für Ihren Alltag werden können.

- **Stressreaktionen**

Aufgabe zur Reflexion von Stressreaktionen

Nach der Auseinandersetzung mit Ihren individuellen Stresssituationen besteht der nächste Schritt darin, die für Sie typischen Stressreaktionen zu vergegenwärtigen. Die aufmerksame und bewusste Wahrnehmung eigener körperlicher und psychischer Reaktionen ist keineswegs selbstverständlich. Im Alltag und im Laufe einer jeden individuellen Entwicklung erweist es sich als funktional, physische Signale oder psychische Probleme zu ignorieren oder sogar zu verdrängen – weil diese Strategie kurzfristig zu Entlastung führt. Das folgende Arbeitsblatt 4 (◘ Abb. 5.3) gibt Ihnen die Möglichkeit, sich Ihren eigenen Reaktionsweisen zu-

Stressbewältigung

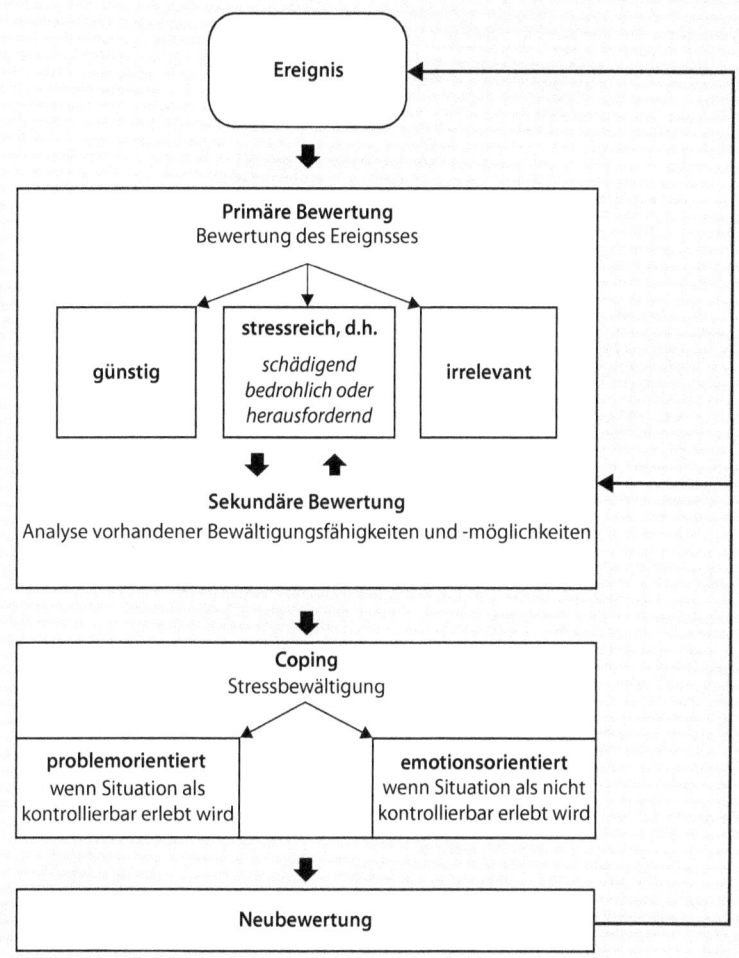

Abb. 5.1 Das Transaktionale Stressmodell nach Lazarus (1966) © Debora Sina Laqua

zuwenden und diese Prozesse auf verschiedenen Ebenen bewusst wahrzunehmen.

Überlegen Sie, mit welchen Körperempfindungen, Gedanken, Gefühlen und beobachtbaren Verhaltensweisen Sie auf stressreiche Situationen reagieren. Reflektieren Sie auch, wie Ihre physischen Stresssymptome mit Ihren Gedanken und Gefühlen zusammenhängen.

- **Folgen von Stress**

Sie stellen durch das Ausfüllen des Arbeitsblattes vermutlich fest, dass Sie meist unangenehme Stressreaktionen betrachtet haben. Hierbei liegt die Frage nahe, was die Funktion von Herzrasen und

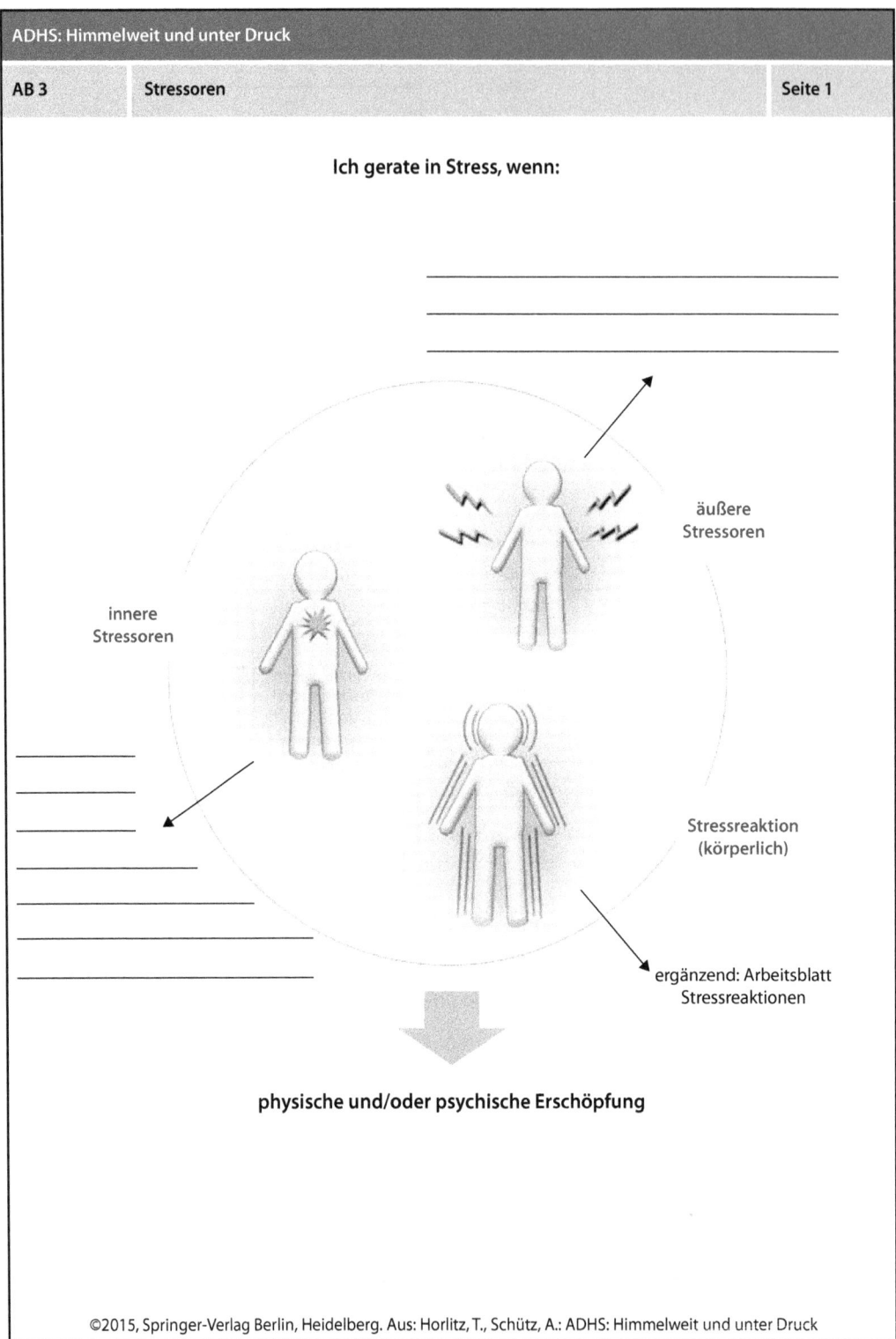

Abb. 5.2 Stressoren © Debora Sina Laqua

Stressbewältigung

ADHS: Himmelweit und unter Druck

AB 4 — **Stressreaktionen** — Seite 1

Stressreaktionen

Welche körperlichen Stressreaktionen kenne ich?

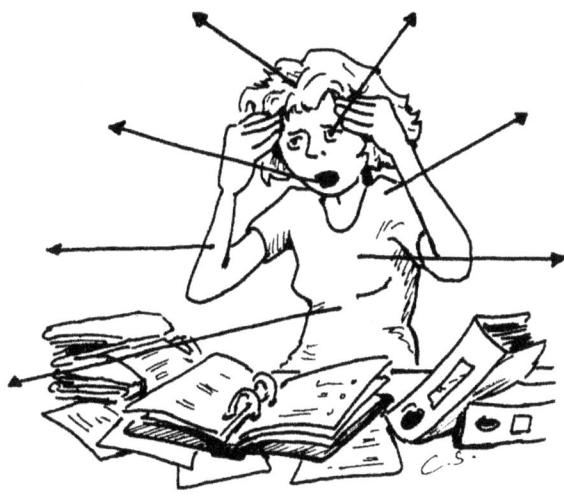

Steuern die körperlichen Reaktionen mein Fühlen und Denken? Wie äußert sich das?

Denken	Fühlen

©2015, Springer-Verlag Berlin, Heidelberg. Aus: Horlitz, T., Schütz, A.: ADHS: Himmelweit und unter Druck

Abb. 5.3 Stressreaktionen © Claudia Styrsky

ADHS: Himmelweit und unter Druck		
AB 5	Ressourcen und Lernfelder	Seite 1

Ressourcen und Lernfelder

Welche Ressourcen und Fähigkeiten habe ich, was sind meine persönlichen Schätze?

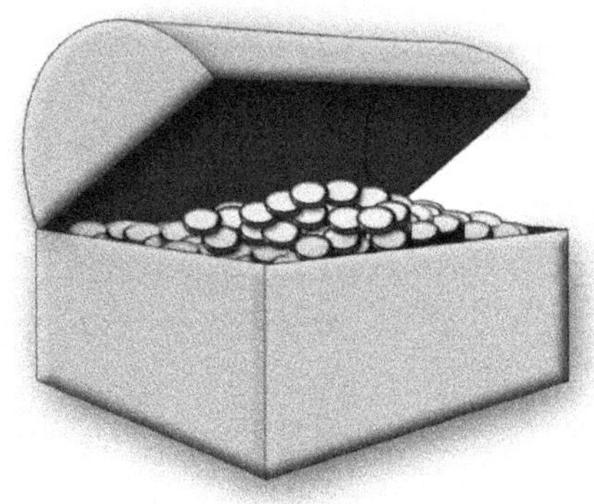

_____
_____
_____
_____
_____
_____

Welche Fähigkeiten möchte ich mir erarbeiten?
Welche Schätze möchte ich in meiner Schatztruhe ergänzen?

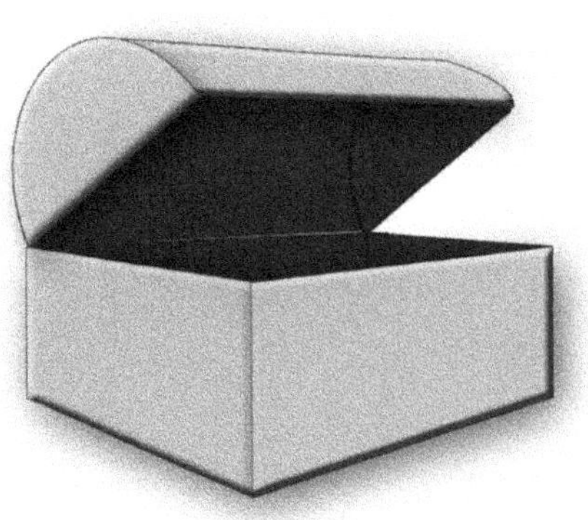

_____
_____
_____
_____
_____
_____
_____

©2015, Springer-Verlag Berlin, Heidelberg. Aus: Horlitz, T., Schütz, A.: ADHS: Himmelweit und unter Druck

Abb. 5.4 Ressourcen und Lernfelder © Debora Sina Laqua

Stressbewältigung

ähnlichen Symptomen ist. Stellen Sie sich zur Beantwortung vor, diese Belastungsreaktionen blieben aus und Sie hätten keinerlei Signal, das Ihnen anzeigt, wann eine Situation für Sie zur Belastung wird. Es könnte sein, dass Sie gesundheitlich wie motivational ausbrennen, ohne ein Signal der Warnung zu bemerken. Stressreaktionen sind also ein wichtiger Überlebensmechanismus, der durch Jahrhunderte evolutionärer Entwicklung angelegt wurde. Die Umweltbedingungen haben sich verändert, doch die Stresssymptome sind heute noch die gleichen. Durch die chronisch erhöhte Aktivierung, die bei anhaltendem Stress nicht abgebaut werden kann, besteht die Gefahr, dass es zu langfristigen negativen, insbesondere gesundheitlichen, Folgen kommen kann.

- **Ressourcen**

Ein zentrales Ziel dieses Buches ist die Verhinderung der angesprochenen Langzeitfolgen von Stress. Auch Ihr Ziel könnte sein, adäquate Bewältigungsstrategien aufzubauen und in problemreichen Situationen bewusst anzuwenden. Diese werden dadurch für Sie kontrollierbarer und führen weniger zu Überforderung.

Voraussetzung für die Stabilisierung der bereits erlernten und in der Vergangenheit angewandten Strategien ist, sich darüber bewusst zu werden, wie diese als Ressourcen zielgerichtet zum Einsatz kommen. Insbesondere können persönliche Stärken und Fähigkeiten, aber auch ein reicher Erfahrungsschatz unter den Begriff der Ressourcen gefasst werden. Ferner kann Unterstützung von Bezugspersonen wie Familie, Freunde oder Kollegen helfen, mit Stress besser umzugehen. Darüber hinaus lassen sich unzählige weitere Beispiele für Ressourcen finden. Man kann sich das wie eine Art Schatzkiste vorstellen, die wir im Laufe der Zeit befüllt haben und immer weiter bereichern. Jeder hat eine solche Schatzkiste, aber in stressreichen Situationen geraten uns diese Schätze oft aus dem Blick oder wir finden nicht den richtigen Weg, sie zur Anwendung zu bringen. Manchmal verlieren wir uns dann in Zweifeln, sodass es keinen Platz für die Gedanken an unsere Unterstützungsmöglichkeiten und Stärken gibt. Die Schatzkiste bleibt dann verschlossen.

Arbeitsblatt 5 (◘ Abb. 5.4) befasst sich deswegen mit Ihrer ganz individuellen Schatzsuche. Symbolisch finden Sie dort Ihre Schatzkiste, die Sie anregen soll, über Ihre Fähigkeiten und positiven Möglichkeiten nachzudenken, von denen Sie sehr viele haben. Beschriften Sie die bis an den Rand gefüllte Schatzkiste für sich persönlich.

Der zweite Teil des Arbeitsblattes besteht aus einer leeren Schatzkiste. Beschriften Sie diese mit Ihren Lernfeldern, d. h. mit

Aufgabe zur Reflexion eigener Ressourcen und Lernfelder

Fähigkeiten, die Sie noch erwerben möchten oder an denen Sie arbeiten möchten. Sehen Sie diese zweite Schatzkiste als Ergänzung zu Ihren Zielsetzungen auf Arbeitsblatt 1 an. Beide Schatzkisten können Sie in Zukunft begleiten – die eine, um Sie jederzeit an Ihre Fähigkeiten und ihre Aktivierung als Ressourcen zu erinnern, die andere, um Ihre Fortschritte bei der Zielerreichung deutlich zu machen, wenn Sie Begriffe und Ziele aus der Kiste der Lernfelder in den Behälter der Ressourcen verschieben können.

AD(H)S-Spezifik

T. Horlitz, A. Schütz

Im ersten Teil des Buches haben Sie im Gespräch mit Anny erfahren, dass die allgemeinen Stresssymptome, die jeder Mensch bei großer Belastung schon einmal erlebt hat, bei AD(H)S-Betroffenen aufgrund der spezifischen Belastungen besonders intensiv ausgeprägt sein können. Das Erleben einer Überlastung kann somit verstärkt auftreten und den systematischen Einsatz von Bewältigungsstrategien in besonderem Maße notwendig machen. Das folgende Kapitel beschäftigt sich daher mit verschiedenen Möglichkeiten des Selbst- und Zeitmanagements, also Ihren Fähigkeiten und Strategien, mit denen Sie Ihre soziale Umwelt und weitere Bedingungen Ihres täglichen Lebens als Ressourcen nutzen können.

- **Strategien des Selbst- und Zeitmanagements**

Nachdem Sie in den letzten Abschnitten gelernt haben, Stressfaktoren im beruflichen sowie im privaten Bereich zu erkennen, wird es im folgenden Kapitel darum gehen, diesen Stress soweit es geht zu beeinflussen und abzubauen. Ein weiteres Ziel könnte sein, neuen Herausforderungen angemessener zu begegnen und diese mit neu erlernten Strategien zu bewältigen. Bestehende Belastungssituationen adäquat bearbeiten und künftigen Problemen vorbeugen – das sind die Kompetenzen, die Sie erarbeiten werden. Hierbei lehnt sich das Buch an bestehende wissenschaftlich geprüfte Stressbewältigungsprogramme (u. a. Hammer 2006; Bernhard u. Wermuth 2011; Drexler 2008; Greiner et al. 2012) an und modifiziert diese für die Problembereiche AD(H)S-Betroffener.

- **Tages- und Selbststrukturierung**

Sie hatten bereits die Möglichkeit, eine Reihe von Zielen festzuhalten. Ob es sich um Lebensziele oder kurzfristige Vorhaben handelt, es wird in beiden Fällen über Schwierigkeiten von AD(H)S-Betroffenen berichtet, die Zeit adäquat wahrzunehmen und effizient einzuteilen. Die Übungen und Arbeitsblätter in diesem Kapitel haben daher zum Ziel, sich mit langfristigen Zielen, die zu Lebensbalance und Wohlbefinden beitragen, auseinanderzusetzen. Im Anschluss daran ist es wichtig, Ziele zu priorisieren. Welche Vorhaben sind besonders wichtig? Welche müssen zuerst angestrebt werden? Wie führe ich begonnene Tätigkeiten zu Ende? Derartige Fragen erweisen sich als typisches Alltagsproblem, sind aber für eine günstige Tagesstrukturierung ebenso wesentlich wie für die Planung längerer Zeiträume.

Zuerst ist es sinnvoll, das Arbeitsblatt, auf dem Sie Ihre persönlichen Ziele festgehalten haben, wieder hervorzuholen. Sicher lassen sich ihre Vorhaben bestimmten Lebensbereichen zuordnen. Stavemann (2008) schlägt folgende Klassifikation vor:

- **Partnerschaft/Familie/Sozialkontakte:**
  Sind Sie gut in ein intaktes soziales Netz integriert? Sind Sie zufrieden mit Ihren Beziehungen? Haben Sie genügend Zeit für Ihre Familie und Freunde?
- **Beruf/Karriere:**
  Ist Ihre Tätigkeit erfüllend? Sind Sie mit Ihren beruflichen Perspektiven zufrieden? Haben Sie ausreichend Erholungs- und Weiterbildungsmöglichkeiten?
- **Hobbys/Freizeit/Lebenssinn:**
  Welches ist Ihre Lebensvision? Welchen Werten folgen Sie? Haben Sie ausreichend Gelegenheit für Ihre Persönlichkeitsentwicklung und Weiterbildung?
- **Körperliche Verfassung:**
  Wie gesund und körperlich fit sind Sie? Ernähren Sie sich ausgewogen? Treiben Sie genügend Sport? Wie steht es um Ihr Entspannungs- und Stressmanagement?

Aufgabe
Lebensbereiche:
Nehmen Sie die Liste mit Ihren Zielen noch einmal zur Hand und kategorisieren Sie diese nach diesen vier Lebensbereichen. Halten Sie für sich fest, wie zufrieden Sie generell bezogen auf diese Lebensbereiche und die entsprechenden Ziele sind und vergleichen Sie die Bereiche dahingehend miteinander. Erkennen Sie ein Ungleichgewicht?

Aufgabe zu Zielen in verschiedenen Lebensbereichen

Balance bedeutet in diesem Zusammenhang jedoch kein strenges Gleichgewicht im physikalischen Sinne. Der Begriff meint vielmehr eine Ausgewogenheit zwischen den verschiedenen Bereichen, die von Mensch zu Mensch variieren kann und auch im Laufe eines Lebens unterschiedlich empfunden wird. Möglicherweise investieren Sie im Hinblick auf ein berufliches Projekt im Moment mehr Zeit als vor ein paar Wochen. Das kann dazu führen, dass Sie Ihr Familienleben oder freundschaftliche Beziehungen vernachlässigen müssen. Solange diese Einschränkung vorübergehend ist, führt das nicht zu Stress. Über einen längeren Zeitraum hinweg ist es jedoch günstiger, die subjektive Ausgewogenheit wieder herzustellen, damit die Vernachlässigung des zwischenmenschlichen oder gar des gesundheitsbezogenen Bereiches nicht zu langfristigen Einschränkungen in Ihrer Belastbarkeit und Ihrer Leistungsstärke führt.

Nachdem es in der Übung zu den Lebensbereichen um eine eher breite und langfristige Perspektive ging, wenden wir uns im nächsten

Aufgabe zur Setzung von Prioritäten

Schritt einer Planung zu, die auch für den kleineren Rahmen geeignet ist. Einerseits geht es darum, Aufgaben nach Prioritäten zu ordnen. Andererseits ist es ebenso wichtig, eine effiziente Zeitplanung für die nach Dringlichkeit und Wichtigkeit geordneten Aufgaben zu erlernen. Für die Strukturierung kurzer und etwas längerer Zeiträume erhalten Sie wieder Unterstützung durch ein Arbeitsblatt.

Arbeitsblatt 6 (◘ Abb. 6.1) beschäftigt sich mit dem Priorisieren von Aufgaben, je nach Dringlichkeit und Wichtigkeit. Die Wichtigkeit einer Tätigkeit bestimmen dabei Sie selbst, da sie sich aus Ihren persönlichen Zielen bzw. individuellen Notwendigkeiten ergibt. Die Dringlichkeit einer Aufgabe wird dagegen in den meisten Fällen durch andere Personen und äußere Umstände bestimmt. Unterscheidet man jeweils hohe und niedrige Wichtigkeit sowie Dringlichkeit, ergibt sich eine Vierfeldertafel, wie Sie sie auf dem Arbeitsblatt finden.

Ihre Aufgaben können Sie nach folgenden Prioritäten kategorisieren:

> **Prioritätenkategorien**
> **A-Priorität:**
> Diese Aufgaben sind sowohl wichtig als auch dringlich. Sie haben daher höchste Priorität und erfordern sofortige Tätigkeit, da zum Beispiel ein wichtiger Termin kurz bevor steht.
> **B-Priorität:**
> Diese Aufgaben sind wichtig, aber nicht dringlich. Somit besteht zwar kein unmittelbarer Handlungsbedarf, aber diese Aufgaben sollten auch nicht »auf die lange Bank geschoben« werden. Bei diesen Aufgaben ist es von Bedeutung, sich zwischendurch Zeit für eine konkrete Planung zu nehmen. Diese Aufgaben sind genau jene, die Ihren langfristigen Zielen entsprechen.
> **C-Priorität:**
> Hier sind Aufgaben inbegriffen, die dringlich, aber nicht wichtig sind. Oft fallen darunter verschiedene Gespräche, E-Mails, die Bearbeitung von Anfragen, die Ihr längerfristiges Arbeiten unterbrechen. Wichtig für diesen Aufgabentypus ist es, genügend Kraft und Mut aufzubringen, um Grenzen zu setzen. Die Dringlichkeit, die Ihnen hierfür nahegelegt wird, kann von Fall zu Fall auch mit einem freundlichen, aber bestimmten: »Jetzt nicht« beantwortet werden. Wenn die A- und B-Aufgaben erledigt sind, ist zumeist immer noch Zeit dafür.
> **D-Priorität:**
> Diese Aufgaben werden weder als dringlich noch als wichtig beurteilt und sollten Ihnen keine Zeit stehlen. Können Sie diese Angelegenheit absagen oder an jemand anderen weitergeben?

AD(H)S-Spezifik

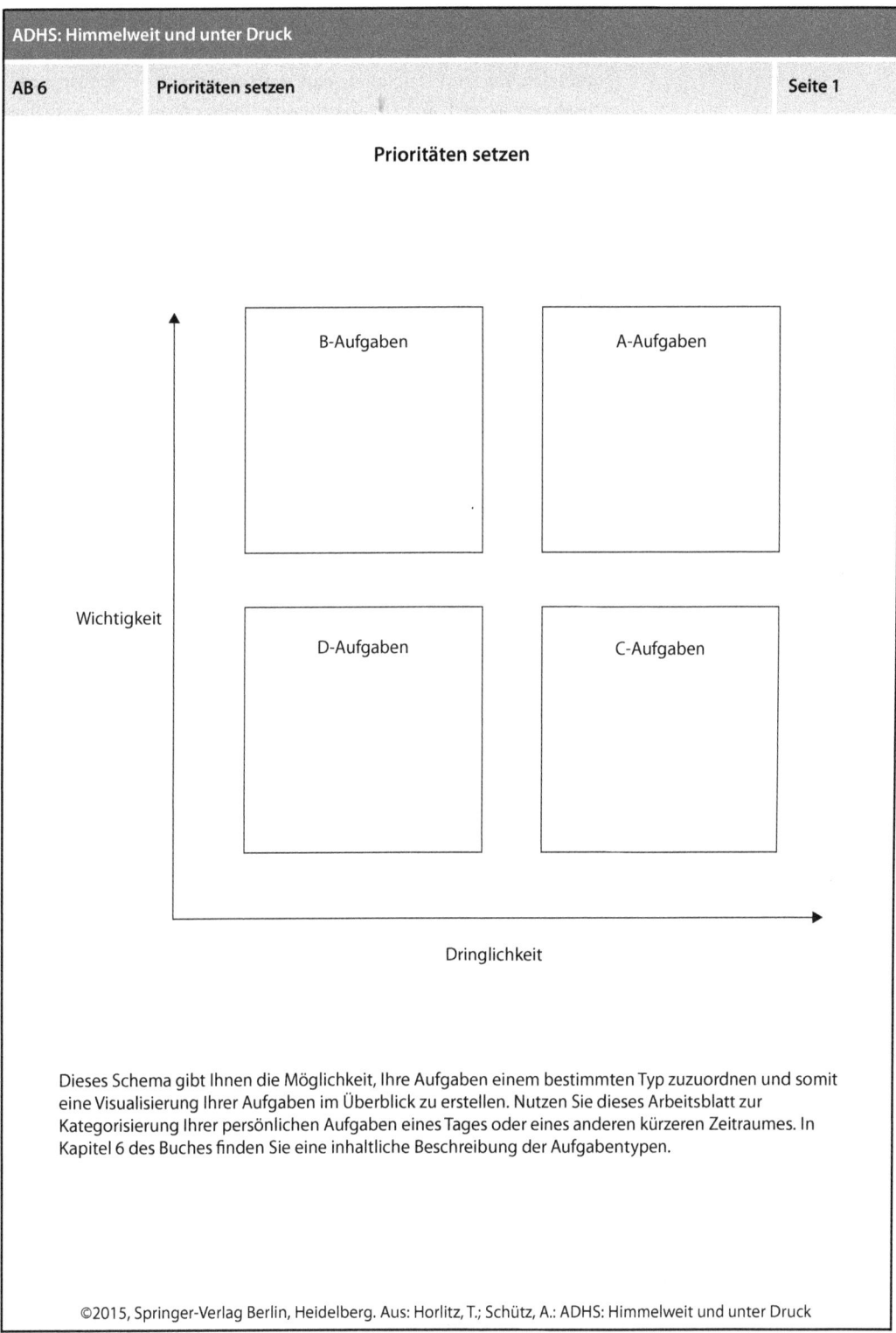

Abb. 6.1 Prioritäten setzen

Neben der inhaltlichen Strukturierung der Aufgaben kann es auch eine Strategie sein, dem empfundenen Stress zu begegnen, den kommenden Tag so vorzuplanen, dass es übersichtliche Zeitfenster gibt, in denen Sie sich auf ganz bestimmte, vorher festgelegte, Aufgaben fokussieren. Eine Möglichkeit, den Tag in Sequenzen einzuteilen, bietet Arbeitsblatt 7 (◘ Abb. 6.2). Das abgedruckte Ziffernblatt umfasst einen Zeitraum von 12 Stunden und beinhaltet somit einen Arbeitstag, den Großteil der Freizeit mit eingeschlossen. Die visuelle Darstellung der Zeit erleichtert es enorm, sich während des Tages an die Planung zu erinnern und sich an die Einteilung zu halten.

Aufgabe zum Zeitmanagement

Für Sie als AD(H)S-Betroffene oder Betroffenen ist es von großem Vorteil, die Intervalle nicht länger als auf zwei Stunden anzulegen. Damit ist gewährleistet, dass Sie Ihre Konzentration auf diesen überschaubaren Zeitraum fokussieren können, um danach eine neue Aufgabe in Angriff zu nehmen. Für viele Betroffene bietet dieser Lösungsansatz die notwendige Strukturierung und Aufgabenvarianz über den Tag.

Sicher haben Sie festgestellt, dass es oft einfache Strategien sind, die Ihnen das Selbst- und Zeitmanagement erleichtern können. Und ganz gewiss gibt es Verhaltensroutinen, die Sie sich bereits selbst zur Methode gemacht haben. Oft sind Ihnen diese Bewältigungsstrategien gar nicht mehr bewusst. Sie bilden allerdings diejenige Basis aus Ressourcen, in die Sie neue Strategien integrieren können.

Nehmen Sie sich daher einen Moment Zeit für die nächste Aufgabe. Sie dient der Aktivierung jener Ressourcen, die Ihnen eigen sind und die Sie sich, um sie gezielt einzusetzen, ab und an bewusst machen können.

Aufgabe zur Ressourcenaktivierung

Aufgabe
Übung zur Ressourcenaktivierung
Sammeln Sie auf einem ausreichend großen Blatt Papier Ihre eigenen Strategien, die Sie zur Selbst- und Zeitstrukturierung anwenden. Führen Sie neu erlernte aus diesem Buch mit auf, wenn Sie Ihnen nützlich erscheinen, aber vergegenwärtigen Sie sich insbesondere Ihre eigenen Ressourcen. Mit dieser Liste stellen Sie sich einen übersichtlichen Handwerkskoffer zusammen, den Sie in verschiedenen neuen und belastenden Situationen bemühen und davon profitieren können.
Beispiele könnten sein:
- Ordnung nach Dringlichkeit und Wichtigkeit,
- Prioritätenliste,
- Vorbereitung am Vortag,
- Termine im digitalen Kalender.

Setzen Sie die Liste nun selbständig fort.

AD(H)S-Spezifik

ADHS: Himmelweit und unter Druck		
AB 7	Zeitmanagement	Seite 1

Zeit strukturieren

Verwenden Sie dieses Ziffernblatt für die Planung Ihres Tages, indem Sie die Zeiträume kennzeichnen, die Sie für bestimmte Aufgaben vorgesehen haben. Achten Sie darauf, dass Sie Ihren Tag nicht zu sehr fragmentieren und trotzdem mit Zeiträumen planen, die für Sie persönlich nicht zu lang sind. Es ist i. A. günstig, bis zu 2 Stunden für eine Arbeitsphase zu wählen.

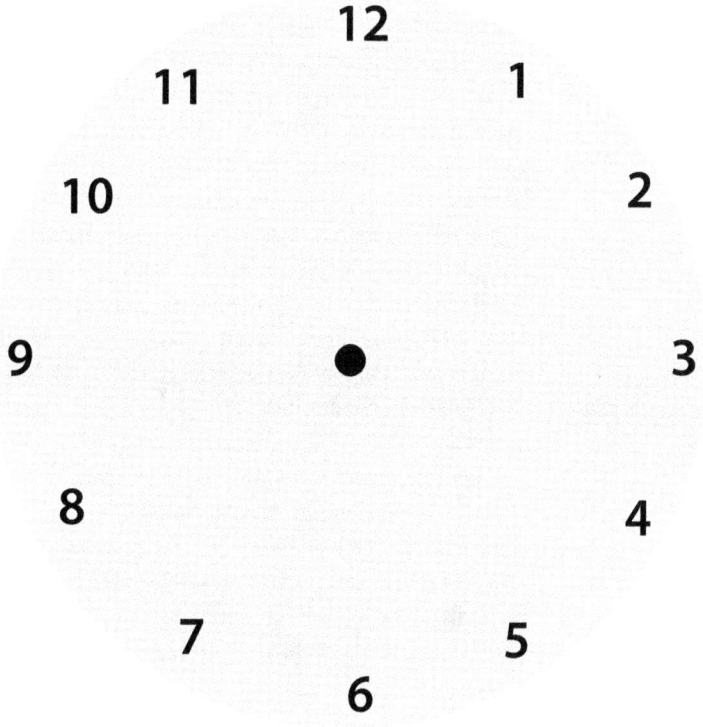

©2015, Springer-Verlag Berlin, Heidelberg. Aus: Horlitz, T.; Schütz, A.: ADHS: Himmelweit und unter Druck

◘ **Abb. 6.2** Zeit strukturieren © Debora Sina Laqua

- **Soziales Umfeld**

Nachdem Sie sich eingehend mit Ihren persönlichen Stärken und Ressourcen beschäftigt haben, die Sie zur Bewältigung von Stresssituationen einsetzen können, wenden Sie sich Ihrem sozialen Umfeld zu. Ihre sozialen Beziehungen, die Sie in Familie, Freundeskreis oder kollegialem Team pflegen, können zwar eine wichtige Unterstützung bieten und Ihnen bei der Umsetzung der bisherigen Strategien helfen, sie können jedoch auch Belastungen darstellen.

Im Folgenden lernen Sie anhand von zwei Übungen, diese Arten von Beziehungen zu unterscheiden und so mit ihnen umzugehen, dass Sie die dadurch entstehenden Stressgefährdungen reduzieren können.

Aufgabe zur Reflexion der eigenen sozialen Beziehungen

Arbeitsblatt 8 (◘ Abb. 6.3) gibt Ihnen die Möglichkeit, sich einen Überblick über Ihre sozialen Beziehungen zu verschaffen. In der »sozialen Zielscheibe« können Sie eintragen, welche Personen, die Sie kennen, Sie als nah empfinden und welche Sie distanzierter verorten. Nachfolgend beantworten Sie Reflexionsfragen, die sich damit beschäftigen, ob Sie die Nähe der Personen als Unterstützung erfahren oder ob Sie mit Menschen in engem Kontakt stehen, die Sie vielmehr darin hemmen, Ihren Alltag zu bewältigen und Ihr Wohlbefinden zu steigern. Nutzen Sie diese Übung, um Ihre sozialen Beziehungen neu zu gestalten, falls Sie es für notwendig erachten. Natürlich wird es anhand der Übung nicht möglich sein, neue Freunde oder Kollegen »einzutauschen«, aber Sie dürfen sich erlauben, die Nähe- und Distanzverhältnisse so zu verändern, dass Ihre Umgebung als Netzwerk fungiert, dass Ihnen hilft, belastende Situationen erfolgreich zu bewältigen.

Aufgabe zum Grenzen setzen

Haben Sie bei der Bearbeitung der sozialen Zielscheibe herausgefunden, dass es Personen in Ihrem Umfeld gibt, deren Kontakt Sie als unangenehm empfinden oder den Sie als Belastung beschreiben würden? Prüfen Sie mit Hilfe der nächsten Übungen Ihre und die Verhaltensmuster dieser Bekannten oder Kollegen. Warum stellen sie einen stressauslösenden Faktor dar? Ist es möglich, die Anliegen oder deren Nähe mit einem Nein zu beantworten? Sie dürfen tatsächlich Nein sagen!

AD(H)S-Spezifik

ADHS: Himmelweit und unter Druck

AB 8 Soziale Zielscheibe Seite 1

Soziale Zielscheibe

Stellen Sie sich Ihr soziales Umfeld als eine Zielscheibe vor, in deren Zentrum Sie sich befinden. Können Sie Nähe und Distanz zu Ihrer Familie, zu Ihren Freunden und Kollegen einschätzen? Verorten Sie zur besseren Vorstellung relevante Personen auf Ihrer Zielscheibe!

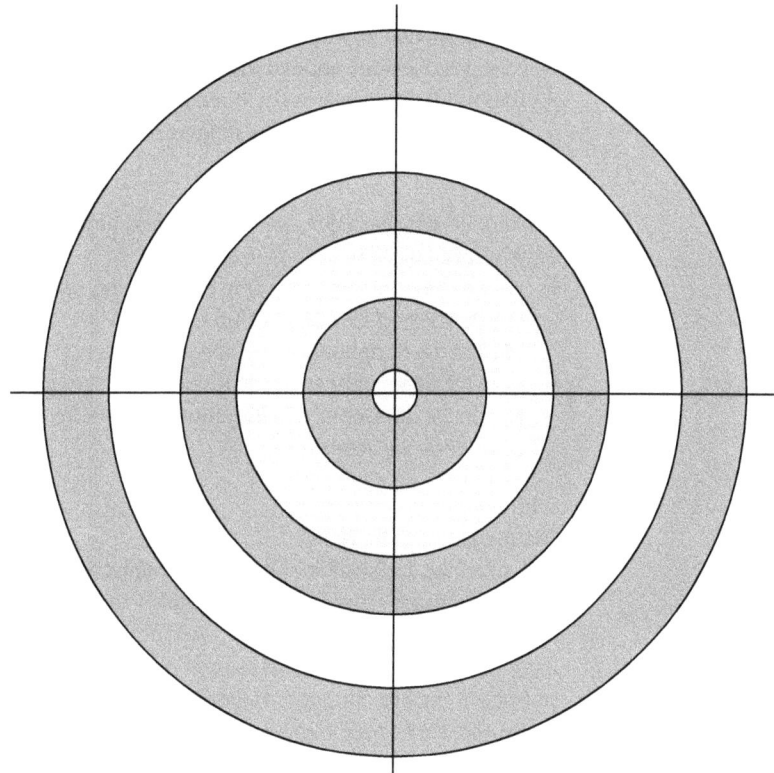

Sind es diejenigen Menschen, die Sie mögen und die Sie unterstützen, die sich in Ihrer Nähe befinden?

Gibt es Menschen, mit denen Sie sich nicht gut verstehen, zu denen Ihnen aber die Distanz nicht groß genug erscheint?

Ist es notwendig, Ihre soziale Umgebung neu zu sortieren, damit Sie sich darin wohlfühlen?

©2015, Springer-Verlag Berlin, Heidelberg. Aus: Horlitz, T.; Schütz, A.: ADHS: Himmelweit und unter Druck

Abb. 6.3 Soziale Zielscheibe © Debora Sina Laqua

Aufgabe
Grenzen setzen und Nein sagen
Schritt 1:
Wenn Sie sich in einer Situation besonders wohl oder unwohl fühlen, nehmen Sie sich einen Moment Zeit, diese zu analysieren.
- Was soll ich tun? Was ist das Anliegen des Anderen?
- Kann ich das tun? Habe ich die notwendige Zeit?
- Wer bittet mich darum? Wie ist die Beziehung zu diesem Menschen?
- Will ich wirklich tun, worum ich gebeten werde?

Schritt 2:
Überlegen Sie genau, was es für Sie bedeutet, wenn Sie Ja sagen.
- Kostet es Sie Kraft und Energie?
- Löst es Stress oder Ärger in Ihnen aus?
- Bringt es Ihnen Freude oder steigert es Ihre Zufriedenheit?

Schritt 3:
Denken Sie darüber nach, welchen Einfluss Ihre Reaktion auf die Beziehung zu diesem Menschen hat.
- Wird er Ihnen dankbar für eine Hilfeleistung sein?
- Werden Sie sich ausgenutzt fühlen?
- Wird es die Beziehung stabilisieren?
- Wird Ihr Gegenüber enttäuscht sein, wenn Sie Nein sagen?
- Haben Sie das Gefühl, die Beziehung könnte sich verschlechtern, wenn Sie ablehnen?

Schritt 4:
Erlauben Sie sich Ihr Nein.
Bedenken Sie, dass Sie kein schlechter Mensch sind, weil Sie einmal Nein gesagt haben. Es kann möglich sein, dass ein Nein zu Konflikten führt. Diese lassen sich leichter lösen, als Ihre dauerhafte Überforderung oder das permanente Unwohlsein in der Gestaltung Ihrer Beziehungen. Haben Sie keine Angst, dass Sie als egoistisch wahrgenommen werden, nachdem Sie ein Nein ausgesprochen haben. Sie können nicht erreichen, von allen im gleichen Maße gemocht zu werden.

Schritt 5:
Gönnen Sie sich soziale Kontakte, bei denen es Ihnen gut geht und Sie sich wohlfühlen. Meist geht es Ihrem Gegenüber genauso und Sie können die gemeinsame Zeit oder das Gefühl füreinander da zu sein nutzen, um Energie zu »tanken«.

■ **Emotionale und kognitive Strategien für das Stressmanagement**

Aufgabe zu emotionalem Stress

Im folgenden Abschnitt kann es Ihr Ziel sein, sich zu erinnern, dass Stress zu großen Teilen im Kopf passiert und durch die Bewertung von Ereignissen und Erfahrungen ausgelöst wird. Insbesondere AD(H)S-Betroffene blicken auf eine Lerngeschichte zurück, die durch Misserfolge im Leistungs- und zwischenmenschlichen Bereich gekennzeichnet ist und in gegenwärtigen oder neuen Situationen negative Denkmuster auslöst.

Nutzen Sie die folgenden Übungen, um sich zu verdeutlichen, dass subjektive Bewertungen einer Situation sowie die Einschätzung der persönlichen Kompetenzen zur Bewältigung der Situation die Stressentstehung beeinflussen. Spüren Sie eigene stressverstärkende Gedanken- und Bewertungsmuster auf und finden Sie gleichzeitig Alternativen und Möglichkeiten im eigenen Verhaltensrepertoire, die der Entstehung von Stress entgegenwirken.

Als Voraussetzung zum erfolgreichen emotionalen und kognitiven Stressmanagement hat das Annehmen von Situationen eine hohe Bedeutung. Die Annahme und Akzeptanz der Situation fördert zum einen die Stresstoleranz und gibt Ihnen zum anderen die Möglichkeit, überhaupt etwas an der Situation oder Ihrer Perspektive auf die Belastung zu verändern. Annehmen bedeutet in keinem Fall, dass Sie alles gutheißen müssen, dem Sie ausgesetzt sind. Ziel ist lediglich, frei von einer Bewertung zu sein, die Situation unbefangen betrachten zu können und Veränderungsmöglichkeiten leichter zu sehen und umsetzen zu können.

Unmittelbare Bewertungen in Folge einer Stresssituation und die daraus resultierenden automatischen Denkstile sind Gegenstand der folgenden Übung. Mit Arbeitsblatt 9 (◘ Abb. 6.4) haben Sie die Möglichkeit, derartige Denkmuster an sich selbst zu hinterfragen und Ihren Blick für alternative Bewertungsperspektiven zu öffnen. Insbesondere die positiven Aspekte einer als belastend empfundenen Situation bekommen hierbei eine Bedeutung. Herausforderungen und Chancen zu identifizieren und anzunehmen, neue Erfahrungen zu machen, die die Bewältigung der Situation beinhaltet – das sind die Ziele der folgenden Übung.

Mit Hilfe der Wettermeldungen Ihrer Gefühls- und Gedankenwelt haben Sie sich nicht nur mit automatischen Denkmustern und Neubewertungen beschäftigt, sondern haben auch einen Bogen zwischen Ihren Gefühlen und Ihren Gedanken nachgezeichnet. Gerade AD(H)S-Betroffene leiden häufig unter Stimmungsschwankungen bis hin zu Gefühlen der Deprimiertheit. Aufgrund dieser affektbezogenen Beeinträchtigungen besteht häufig der Bedarf, die Dinge »einmal anders zu sehen«. Ein Perspektivenwechsel macht oft neue Aspekte einer Situation sichtbar oder relativiert potenzielle Stressauslöser.

Wie aber setzt man einen neuen Blick auf die Dinge um, während man auf Probleme oder Belastungen fixiert ist, um diese unter Kontrolle zu behalten? Nehmen Sie Arbeitsblatt 10 (◘ Abb. 6.5)

Aufgabe zum Perspektivenwechsel

ADHS: Himmelweit und unter Druck		
AB 9	Emotionaler Stress	Seite 1

Emotionaler Stress - Selbstprotokolle

»Mit sich selbst im Stress sein« - wird als besonders häufige Form der Belastung berichtet. Stellen Sie sich negativen Gedanken und betrachten Sie sie aus einer realistischeren Perspektive.

1. Tragen Sie im Feld »Situation/Ereignis« stichwortartig das Ereignis ein.
2. Tragen Sie im Feld »Gefühl« das/die Gefühl/Gefühle ein und stufen Sie deren Intensität ein.
3. Im Feld »automatischer Gedanke« ist das Ziel, die automatischen Gedanken, die zu den negativen Gefühlen geführt haben, festzuhalten.
4. Entwickeln Sie im Feld »realistischer Gedanke« konstruktive Alternativen zu den automatischen Gedanken.
5. Benennen Sie im Feld »Konsequenzen« die sich jetzt ergebenden Gefühle.

Verfahren Sie an jedem Abend mit einem bedeutsamen Ereignis entsprechend und üben Sie damit ein, wie Sie emotionalen Stress reduzieren können.

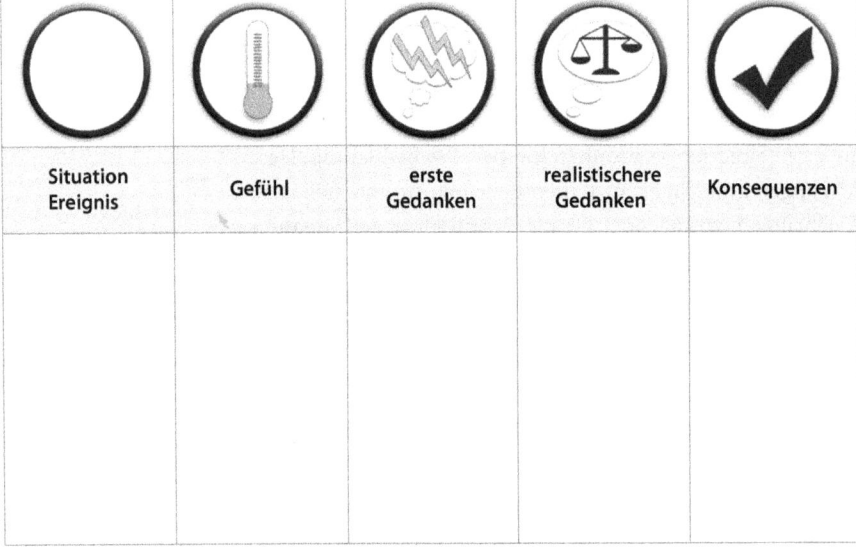

Situation Ereignis	Gefühl	erste Gedanken	realistischere Gedanken	Konsequenzen

©2015, Springer-Verlag Berlin, Heidelberg. Aus: Horlitz, T.; Schütz, A.: ADHS: Himmelweit und unter Druck

Abb. 6.4 Emotionaler Stress © Debora Sina Laqua

AD(H)S-Spezifik

ADHS: Himmelweit und unter Druck		
AB 10	Perspektive ändern	Seite 1

Perspektive ändern

©2015, Springer-Verlag Berlin, Heidelberg. Aus: Horlitz, T.; Schütz, A.: ADHS: Himmelweit und unter Druck

◘ Abb. 6.5 Perspektive ändern

zum Anlass, um über diese Frage nachzudenken. Lesen Sie das Arbeitsblatt aufmerksam durch, ohne es jedoch auf den Kopf zu stellen. Sie werden feststellen, dass es gar nicht so schwer ist.

Diese Übung hat das Ziel zu vergegenwärtigen, welche Fragen Sie sich stellen können, um einen Wechsel der Perspektive zu erreichen, um einseitige Sichtweisen zu erkennen und alternative Gedanken zu einer Problematik zu entwickeln:

- Ist es wirklich so, wie ich es dachte? Muss es zwangsläufig so sein?
- Liegen die Ursachen und damit die Veränderungsmöglichkeiten nur bei mir?
- Kommen andere Personen besser mit der Situation zurecht als ich?

Im Anschluss an diesen Fragenkomplex zur Förderung des Perspektivenwechsels ist es in verschiedenen stressreichen Situationen von Vorteil, sich Fragen zu den positiven Aspekten einer Angelegenheit zu stellen:

- Welche Möglichkeiten eröffnet die Situation für mich persönlich?
- Welche Strategien habe ich bereits, um die Situation zu bewältigen?
- Welche Ressourcen kann ich anhand dieser Belastung zusätzlich entwickeln?
- Wie werde ich die Situation und meine Fähigkeiten im Rückblick beurteilen?

Die Beantwortung dieser Art von Fragen macht Ihnen bewusst, welche Herausforderungen und Chancen in einer Situation zu finden sind, von der Sie eigentlich meinen, sie nicht bewältigen zu können. Gerade in schwierigen Situationen haben Sie die Möglichkeit, sich weiterzuentwickeln und Ihre Fähigkeiten auszubauen. Sie füllen Ihre persönliche Ressourcenschatzkiste weiter auf und motivieren sich selbst, die Situation handhabbar zu machen, um sie bewältigen zu können.

Denn dadurch wird Ihr Blick frei für zukünftige Entwicklungen und Chancen, die sich aus der Situation heraus ergeben können:

- Wie werde ich mich fühlen, wenn ich die Situation bewältigt habe?
- Was wird danach passieren?
- Was habe ich aus dieser Situation für die Zukunft gelernt und wofür war sie hilfreich?

AD(H)S-Spezifik

Wenn Sie diese Fragen für sich einsetzen und nicht vergessen möchten, schreiben Sie sie auf kleine Kärtchen, die in Ihre Geldbörse oder den Taschenkalender passen. Wenn Sie in Situationen geraten, in denen Sie einen Moment innehalten und Ihre Perspektive neu einnehmen wollen, haben Sie die Fragen immer dabei. Neue Denkmuster und Sichtweisen etablieren sich sehr langsam, es handelt sich um einen Lernprozess, der oft mühsam sein kann. Wichtig ist, dass Sie achtsam sind, die Situation und Ihre Reaktion wach beobachten und besonnen reagieren. Durch die Impulsivität, die symptomatisch zur AD(H)S gehört, ist ebendies die größte Herausforderung, vor die Sie stressgeladene Situationen stellen können: Innehalten – wach beobachten – keine Ablenkung zulassen – zielgerichtet reagieren.

Insbesondere der Widerstand gegen Ablenkungen ist eine wichtige Fähigkeit, die erarbeitet werden muss. Sowohl bei der Lösung verschiedenster Aufgaben als auch bei der Bewältigung von Stress spielt es eine große Rolle, der AD(H)S-spezifischen Reizoffenheit und Ablenkbarkeit mit Strategien zu begegnen, die die Fokussierung auf Ziele ermöglichen. Arbeitsblatt 11 (◘ Abb. 6.6) stellt Ihnen eine Möglichkeit vor, den roten Faden zu behalten und schnell zu Lösungen und Zielen zu gelangen.

Aufgabe zur Aufmerksamkeitslenkung

Sicher haben Sie beim Ausfüllen des Arbeitsblattes bemerkt, dass es Ihnen in vielen Fällen schwerfällt, Ablenkungen überhaupt als solche zu identifizieren. Diese Beobachtungsgabe für sich selbst gehört neben Ihren Fähigkeiten zur Selbstregulation zu Ihren sog. metakognitiven Fähigkeiten. Sie haben diese bereits unter Beweis gestellt, als Sie zu Beginn der Anwendungsaufgaben Ihre Ziele strukturiert und geordnet haben. Und Sie haben diese Fähigkeiten weiterentwickelt, indem Sie die Arbeitsblätter bis zu dieser Stelle des Buches durchgearbeitet, angewandt und vielleicht sogar erweitert haben.

- **Selbstwirksamkeit – Wie bewerte ich meine Bewältigungsstrategien und -erfolge**

Zur Bewältigung einer jeden Situation, sei sie stressreich oder nicht, gehört die Bewertung des eigenen Handelns und des erzielten Erfolges. Mit Arbeitsblatt 12 (◘ Abb. 6.7) bekommen Sie eine Möglichkeit, eine bestimmte Situation genau zu betrachten und Ihre Reaktion beurteilen zu können. Insbesondere ist es wichtig, ehrlich zu beantworten, wie hoch das eigene Engagement zur Bewältigung war und in welchem Ausmaß Sie die Situation kontrollieren konnten. Diese Beobachtungen stehen mit dem Konzept der Selbstwirksamkeit in Verbindung, das Sie im vorderen Teil des Buches kennengelernt haben. Haben Sie also die Herausforderung als hoch eingeschätzt, große Anstrengung in die Bewälti-

Aufgabe zur Auseinandersetzung mit Selbstwirksamkeitserwartungen

ADHS: Himmelweit und unter Druck		
AB 11	**Ablenkungsstopp**	Seite 1

Ablenkungsstopp

Im Beruf, aber auch immer wieder zu Hause, geschieht es, dass Sie eine Tätigkeit nicht bis zum Ende ausführen, weil es zahlreiche Ablenkungen in Ihrer Umgebung gibt? Die immer neu angefangenen und liegenbleibenden Aufgaben vermitteln Ihnen ein Gefühl von Stress?

So reduzieren Sie den Einfluss von ablenkenden Faktoren und bearbeiten Ihre Aufmerksamkeitsspanne (von unten beginnend):

Aufmerksamkeitsspanne erhöhen

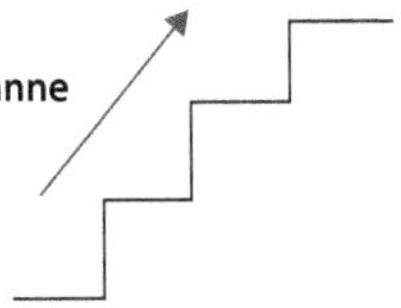

3. Sammeln Sie Strategien, um Ihre Aufmerksamkeitsspanne aktiv zu erhöhen:
   -
   -
   -
   -
   -

2. Überlegen Sie Möglichkeiten, Ablenkungen zu reduzieren:
   -
   -
   -
   -

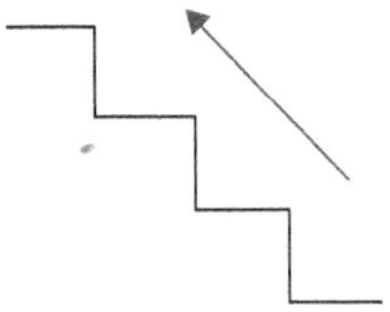

Ablenkung entfernen

1. Tragen Sie hier ein, wodurch Sie besonders leicht abgelenkt werden:
   -
   -
   -
   -

Ablenkung erkennen

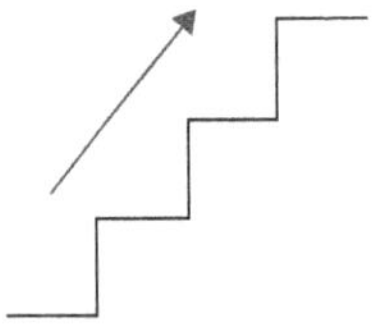

©2015, Springer-Verlag Berlin, Heidelberg. Aus: Horlitz, T.; Schütz, A.: ADHS: Himmelweit und unter Druck

Abb. 6.6 Ablenkungsstopp © Debora Sina Laqua

AD(H)S-Spezifik

ADHS: Himmelweit und unter Druck		
AB 12	Selbstwirksamkeit	Seite 1

Selbstwirksamkeit

Erinnern Sie sich an eine beliebige stressauslösende Situation innerhalb der vergangenen Woche. Rufen Sie sich in Erinnerung, was Sie an der Situation als belastend empfunden haben und empfinden Sie nach, wie Sie sich gefühlt, was Sie gedacht, und wie Sie die Situation bewältigt haben.

Füllen Sie danach die folgende Tabelle aus. Welche Strategien haben Sie zu Bewältigung der Situation bewusst eingesetzt? Wie hoch war Ihr Engagement? Wie hoch war das Maß an Kontrolle, was Sie in der Situation empfunden haben? In welchem Maß empfanden Sie die Situation als Herausforderung? Haben Sie die Situation mit Erfolg bewältigt?

Beschreibung der Situation	
Gefühle / Gedanken	
Einsatz von Strategien	
Engagement	
Kontrolle	
Herausforderung	
Erfolg	

©2015, Springer-Verlag Berlin, Heidelberg. Aus: Horlitz, T.; Schütz, A.: ADHS: Himmelweit und unter Druck

Abb. 6.7 Selbstwirksamkeit

gung investiert und ein hohes Kontrollgefühl entwickelt, werden Sie durch einen Misserfolg zu dem Ergebnis kommen: »Ich konnte es nicht.« Sie werden bei nächster Gelegenheit weitere Rückschläge erwarten, weniger Motivation haben und an Ihren Fähigkeiten zweifeln, wenn sich Probleme nicht im Handumdrehen lösen lassen. Bewältigen Sie hingegen die Situation mit Erfolg, sagen Sie zu sich selbst: »Ich konnte die Situation bewältigen, ich kann mit Stress umgehen.« Diese Erkenntnis wird Sie beflügeln, Sie werden mit Ausdauer an künftigen Herausforderungen arbeiten und sich von Rückschlägen leichter und schneller erholen. Mit der Zeit entwickelt sich nach diesem Muster eine hohe Selbstwirksamkeitserwartung.

Personen mit positiver Selbstwirksamkeitsüberzeugung, hohem Engagement, hoher Kontrolle und einer damit einhergehenden Beurteilung der Herausforderung als hoch, empfinden weniger Stress.

Weniger Stress empfinden – das ist das Ziel, das Sie anstreben. Sie wissen mittlerweile, dass sowohl Ihre Bewältigungsstrategien darauf einen Einfluss haben als auch Ihre persönliche Beurteilung der Situation und Ihrer eigenen Möglichkeiten. Wichtige Fragen dabei sind:
- Konnten Sie die Situation überhaupt beeinflussen?
- War die Situation so stark durch äußere Einflüsse bestimmt, dass Ihre Strategien nicht wirksam werden konnten?
- Wie passend war die Wahl Ihrer Ziele und Handlungen?

Und ganz wichtig:
- War das Ergebnis, das Sie als Misserfolg interpretiert haben, wirklich der erfolglose Ausgang der Situation? Für andere Beteiligte? Für Sie selbst?

Diese letzte Frage enthält bereits viele der folgenden Empfehlungen:
- Führen Sie Misserfolge nicht auf den mangelnden Wert Ihrer eigenen Person zurück!
- Arbeiten Sie stattdessen mit Anstrengung an Ihren Bewältigungsstrategien und Handlungsalternativen!
- Hinterfragen Sie Situationen und Ihre Reaktionen!
- Haben Sie den Mut, neue Perspektiven zuzulassen!
- Machen Sie Fehler, um daraus zu lernen und beim nächsten Mal zu vermeiden!

AD(H)S-Spezifik

Aufgabe
Selbstlob

Um die Erfolge, die Sie bei der Bewältigung von Stresssituationen und anderen Gelegenheiten erreicht haben, intensiv zu erleben, können Sie die Strategie des Selbstlobes einsetzen. Dadurch vergegenwärtigen Sie sich Ihr Können und das Erreichte noch einmal und können einen Lernprozess gestalten, der es Ihnen erleichtert, die Erfahrung: »Ich bin gut, ich kann etwas schaffen.« zu festigen.
Beispiele für wirksames und differenziertes Selbstlob sind:

- »Meine drei Kinder wurden innerhalb von vier Jahren geboren – ich habe gelernt, mit Stress umzugehen.«
- »Wenn es in der Firma eine Veranstaltung oder eine Reise vorzubereiten gibt, werde ich jedes Mal gebeten, die Leitung zu übernehmen. Offenbar vertraut man meinem Organisationstalent.«
- »Ich habe ein halbes Jahr in Paris gelebt. Ich telefoniere und maile heute noch regelmäßig mit den französischen Freunden auf Französisch.«

Mit Hilfe solcher Sätze entstehen in Ihnen Bilder Ihrer Fähigkeiten und Erfahrungen. Solche Beispiele helfen, Ihre Stärken auszusprechen und sie klingen nicht nach plattem Eigenlob, sondern benennen Fakten, auf die Sie stolz sein können.
Sammeln Sie diese Fakten entweder hier auf dieser Seite und oder schreiben Sie sie in ein eigens dafür angelegtes Erfolgstagebuch. So gewinnen Sie mit der Zeit ein Bild Ihrer Potenziale und Erfolge.

Epilog

T. Horlitz, A. Schütz

An die Leser Liebe Leserinnen und Leser, wir hoffen, dass wir Ihnen mit dem »Hand-Buch« einen Begleiter an Ihre Seite stellen, der Ihnen den Umgang mit AD(H)S erleichtert und Ihnen ermöglicht, Ihre Ressourcen zu leben und auch zu nutzen.

Sicher erinnern Sie sich, dass Anny im Gespräch mit dem Psychologen gern noch ausführlicher über den Hyperfokus gesprochen hätte. Es fiel Ihr jedoch leichter, Ihre Gedanken zu diesem Thema in einem Brief an Sie zum Ausdruck zu bringen. Wir haben den Brief mit einem Titel versehen und mit Beschriftungen am Seitenrand, damit die zahlreichen Teilthemen übersichtlich repräsentiert sind.

- **Hyperfokus als Prozess**

Liebe Leserinnen und liebe Leser, nachdem Sie an dem Gespräch zwischen dem Psychologen, Herrn Fichte, und mir teilhaben konnten, möchte ich mich jetzt noch einmal direkt an Sie wenden. Ich weiß, wie wichtig Ihnen – uns – die Fähigkeit des Hyperfokus ist und möchte diese Erfahrung deswegen noch genauer beschreiben.

Ich beschreibe sie in der Gegenwartsform als erlebe ich sie gerade jetzt, während des Schreibens, um die Aspekte so anschaulich wie möglich zu formulieren. Ich nehme Sie mit in die Erfahrung. Von dem, was wir bisher als ihre äußeren Schichten ausgemacht haben bis hinein in das Erfahrungsinnere und hin zu dem, was für jemanden, der zur Hyperfokussierung fähig ist, ihr Kern zu sein scheint.

Anlässe für Hyperfokus

Die Anlässe, die es für eine Hyperfokussierung geben kann, sind vielfältig. Wir haben eine recht breite Palette ganz unterschiedlicher Beschäftigungen beschrieben, bei denen wir Betroffenen dieses Phänomen erleben können. Die Erfahrung kann uns überall zustoßen, allerdings scheint mir immer ein Element der Exploration enthalten: Ausflüge in die Natur, die Planung von Urlaub für andere Menschen oder die eigene Familie, der Besuch einer Buchhandlung, die gedankliche Auseinandersetzung mit interessanten Themen, wie z. B. die Herstellung von Wein und der Pflege des Gartens. Dabei beschäftige ich mich jeweils intensiv mit dem gesamten Thema oder der Aufgabe, bis letztlich nach ein paar Tagen oder Monaten ein fertiges Produkt entsteht.

Hyperfokus und Kontrolle

In diesen Situationen läuft mein Denken ganz ohne Mühe ab, als wäre der Gedanke weiter als man selbst. Ich habe das Gefühl, ganz bei der Sache zu sein. Gemeinsam ist den verschiedenen Auslösern jeweils: persönliche Relevanz, berührende Aspekte und Themen, Bereitschaft zur Auseinandersetzung und eine Tätigkeit, die Selbstzweck ist, nicht Mittel zum Zweck. Was die

Epilog

Rahmenbedingungen betrifft, kann ich das bestätigen, was auch andere Betroffene erwähnen: Die Erfahrung des Hyperfokus ist nicht ich-gesteuert. Sondern es geschieht. Ich kann mich zwar, wenn ich viel über die Erfahrung weiß, bis zu einem gewissen Grad vorbereiten und sie erwarten. Aber in dem Moment, in dem ich sie auf einer gedanklichen Metaebene reflektieren oder hervorrufen will, geht schon ein Stück davon verloren.

Lasst mich eine Reise planen, wie ich es schon so oft getan habe. Lasst mich eine Trekkingtour durch Skandinavien vorbereiten. Lasst es mich jetzt tun, nicht darüber reden, wie ich es einmal getan habe oder in der Zukunft einmal machen werde. Lasst mich jetzt das landestypische Wissen erkunden, mit der jeweiligen Geographie und der individuellen Kultur. Und lasst mich den Organisationsaufwand nachempfinden, der komplex ist und mir doch so leicht von der Hand geht. Von außen betrachtet kann diese Aufgabe tatsächlich durchaus als komplex eingeschätzt werden. Für mich ist sie nicht einmal aufwendig. Was mir von allen Situationen, in denen ich hyperfokussierte, besonders intensiv in Erinnerung geblieben ist, sind extrem gute Gedächtnisleistungen. Ich habe in dem Reisebüro, in dem ich gearbeitet habe, von einer Vielzahl von Kunden über Jahre hinweg genau gewusst, wo sie im Urlaub waren. Dazu habe ich keinen Computer gebraucht. Und ich habe sonst kein gutes Gedächtnis, in diesen Fällen jedoch ohne Mühe. Das habe ich nicht gelernt oder trainiert, diese Leistung ist durch die gedankliche Klarheit in diesen Situationen einfach entstanden.

Hyperfokus und Komplexität der Tätigkeit

Das Gedächtnis also, meine Auffassungsgabe und Wahrnehmung empfinde ich – als ein Erleben von Klarheit – wie ein Gewässer, dass in keiner Weise verschmutzt ist. Wenn man sich die Erfahrung bildlich vorstellen möchte, dann ist der See klar, extrem klar. Ebenso erlebe ich meine Sinnesfunktionen und alles, was dazugehört, in Reinform. Meine Körperwärme steigt an, das spüre ich deutlich, ebenso mein Aktivitätsniveau, und positive Emotionen werden regelrecht in der Muskulatur meines Gesichts spürbar. Die Welt wird bunt, sie wird großartig und schön. Es ist durchaus eine gewisse Euphorie, die eintritt, die mich beflügelt, die mich größer werden lässt. Größer und weiter, würde ich sagen. Und wenn ich mir jetzt diese Erfahrung vergegenwärtige, dann ist meine Aufmerksamkeit auf ähnliche Weise zentriert.

Hyperfokus und gedankliche Klarheit

Außerordentlich schnell entwickele ich dabei eine klare Vorstellung, wohin ich meine Gedanken bei der Reisplanung richten muss, um die Aufgabe zu lösen; was ich tun muss, welche Literatur ich lesen muss und woher ich diese bekomme - diese Fragen stellen sich mir gar nicht. Ich finde die relevanten

Informationen auch aus langen Texten schnell und mühelos, ich rufe Telefonnummern und Services sofort an. Während dieses sicheren und zielgerichteten Vorgehens koordiniere ich jeden Schritt ohne Anstrengung. Ich kann auch mehrere Dinge gleichzeitig planen. Ich weiß genau, wenn diese zu gegebener Zeit, im richtigen Moment, ineinander münden, kann ich sie problemlos zusammenführen.

Hyperfokus und Selbstvergessenheit

Während der Planung entsteht eine Arbeitshaltung, die mich klar denken und übersichtlich strukturieren lässt. Die anfängliche Fröhlichkeit sinkt dort ein bisschen ab und es kommen die relevanten Gedanken wie von selbst. Ein aktives Nachdenken ist nicht notwendig und ich weiß, dass ich nichts vergesse. Währenddessen erreicht mich keine Ablenkung aus meiner Umwelt. Ich bin wie von meiner Umwelt abgeschnitten, gleichzeitig hochkonzentriert. Meine Aufmerksamkeit ist zwar themenzentriert eng, aber innerhalb dieses Bezuges doch auch breit. Und all das kostet mich keine Anstrengung, obwohl es Kraft in Anspruch nimmt. Ebenso wie die Anstrengung bleiben auch Schmerzen aus, und ich bemerke weder Hunger noch Müdigkeit. Stattdessen scheint es, dass es einen inneren Plan gibt, zzgl. der Gewissheit, diesen Plan genauso umsetzen und verwirklichen zu können. Es gibt dieses Gelingen in der Tat. Die Organisation ist koordinierbar, die notwendigen Gedächtnisinhalte sind wie von selbst da.

Hyperfokus und die Gegenwart

Ich bin einfach da - bei meiner Sache. Das Präsenzempfinden, das sich auf die äußere Welt bezieht, geht verloren, denn Wachsamkeit nach außen hin würde Ressourcen für die Fähigkeiten, die ich im Hyperfokus entfalten kann, verbrauchen. Dass die Bewusstheit für die äußere Umgebung abnimmt, bedeutet auch, dass die Reizoffenheit, die mir sonst eigen ist, eine Einschränkung erfährt.

Hyperfokus und das Aufgehen im Tun

Ich bin mir selbst nie so nah wie im Hyperfokus. Ich bin der Hyperfokus, ich verschmelze mit der Sache und der eigenen Aufmerksamkeit. Ich kann mich absolut klar definieren. Ich weiß, wer ich bin und ich weiß, woher ich komme und wohin ich will. Nicht einmal Selbstzweifel, die ich sonst sehr oft habe, gibt es in diesen Situationen. Außerhalb dieses Zustands gibt es auch oft Identitätsprobleme. Die Stärken und Schwächen, die mit einem AD(H)S einhergehen, wechseln sich ab, und im Handeln und Problemlösen geht manchmal gar nichts voran. Dieses gegensätzliche Gefühl während einer Hyperfokussierung und wie ich mich erlebe, lässt sich durch folgendes Bild anschaulich erklären: Außerhalb einer hyperfokussierten Verfassung besitze ich die charakteristische Unruhe einer AD(H)S-Betroffenen: Ich

Epilog

vergleiche diese Unruhe mit kleinen Metallspänen, die durcheinander auf einem Haufen liegen und sich in verschiedene Richtungen ausbreiten. Im Hyperfokus ist es, als hielte ich einen Magneten darüber und all diese Metallspäne richteten sich in eine Richtung aus. Die Späne setzen sich gleichsam in diese gerichtete Bewegung, die ich schon beschrieben habe, als sei die Unruhe der Motor und die Neugier die Energie. Der starke Wunsch, das Wesen der Sache, die mich beschäftigt, zu erfassen, gibt die Richtung an. So lässt sich der Prozess der Hyperfokussierung am besten beschreiben.

Dann kommen Gefühle wieder, die ich als Kind hatte. Es ist so, wie wenn ein Kind die Welt entdeckt. Diese Sichtweise hat den Vorteil, dass ich dann mit relativ wenigen Vorannahmen an eine Situation herangehe, weil die Sache mich fasziniert. Dieser Prozess kann, Stunden dauern, aber auch über Jahre anhalten, wenn ich mich sozusagen einem Lebensthema widme.

Hyperfokus und Offenheit

Was meine Reiseplanung betrifft, die etwas kurzfristiger angelegt ist, kann es passieren, dass die Reise selbst, gar keinen Spaß mehr macht. Das zu lösende Problem ist, diese Reise zu organisieren. Mit dem Erreichen des Zieles ist die Neugier gestillt und damit die Spannung verschwunden, denn jetzt kann ich vorhersehen, was kommt, was ich erleben werde. Im Allgemeinen fällt das Gefühl, welches ich als den Motor des Handelns bezeichnet habe, nach der Lösung des Problems bzw. der Aufgabe in sich zusammen, und die Erschöpfung, die während eines relativ langen Zeitraumes des unbemerkten Über-Grenzen-Gehens entstand, wird mir bewusst. Mir ist, als sei die Sonne untergegangen oder als befände ich mich in einer absoluten Windstille. Die Alltagsbewältigung ist anstrengend und geht mir nur schwer von der Hand. Ich arbeite langsam und bin müde.

Hyperfokus und die Rückkehr in den Alltag

Ich habe mich oft gefragt, ob es einen Weg geben könnte, das gute Gefühl einer Hyperfokussierung zu kultivieren, um es gezielter als Ressource für das eigene Wohlbefinden zu nutzen. Und wieder liegt die Antwort am besten in einem Bild: Das Kultivieren des Hyperfokus wäre, als würde ich ein Wildpferd fangen und eine zahme Pferderasse für den Stall züchten. Ich denke, ich werde das Wildpferd nicht zähmen können – und ich glaube auch nicht, dass ich das wollte. Ich nähme ihm damit das Wesen, die Dynamik, indem ich auf eine gedankliche Metaebene ginge und Denken und Verhalten steuern wollte. Dann ist es kein Hyperfokus mehr, nicht die 100%ige Variante. Und ich kann wohl auch nicht mehr zu 100% die Leistung zeigen, die ich beschrieben habe. Darüber hinaus verliert die Erfahrung an Tiefe. Da bin ich mir sicher, da eine Reflexionsebene dem Hyperfokus die

Kultivierung des Hyperfokus und die Freiheit des Wildpferdes

Ressourcen entziehen würde, die ihm die enorme Energie verleihen. Denn das Wildpferd ist das Symbol der Freiheit schlechthin, und Freiheit ist grenzenlos. Kultivierung wäre Einschränkung und damit auch Zerstörung. Denn Hyperfokus ist grenzenlos. Es ist wie ein Flug durch das Weltall mit Blick auf die Erde. Ich sehe die Erde und das Universum. Wenn ich die Erfahrung intensiv empfinde, dann sind Körper, Seele und das Universum eins.

Hyperfokus als uneingeschränkte Bejahung

Eigentlich, finde ich, dass Sprache viel zu begrenzt ist, um die Erfahrung angemessen zum Ausdruck zu bringen und eine Hyperfokussierung in seinen zahlreichen Dimensionen vollständig zu beschreiben. Es ist ein Hochgefühl, die Gewissheit, eine Sache zu tun, die mir unendlich viel Spaß macht, von der ich sage, dass es die Sache ist, die ich schon immer tun wollte. Es ist diese 100%ige Bejahung dessen, was ich tue, gepaart mit der 100%igen Gewissheit, die Angelegenheit in meinem Sinne bewältigen zu können. Es sind immer wieder diese einhundert Prozent. Diese einhundert Prozent empfinde ich auch im Richtigsein. Jedes Infragestellen ist unwichtig. Ich bin nur noch. Ich bin zu Hause.

Hyperfokus und Identität

Ein Gedanke noch, den ich anfangs angedeutet habe: Ich habe lange nach passenden Worten gesucht, um zu beschreiben, was es für uns AD(H)S-Betroffenen bedeutet, über das Erleben von Hyperfokus zu sprechen. Es hängt so vielfältig mit dem Erleben von Identität zusammen. Vielleicht kann das Phänomen der Hyperfokussierung verstanden werden als der Eintritt exklusiver Aufmerksamkeit durch das Gefühl, dass nicht irgendwelche Dinge in der Welt passieren, sondern dass durch sie im eigenen Inneren eine seelische Identitätsbildung geschieht. Und vielleicht ist es so, dass ich dann, wenn ich über die Erfahrung des Hyperfokus spreche, auch eine Situation herstelle, in der ebendiese exklusive Aufmerksamkeit eintritt.

Sprache und Erleben

Wenn ich versuche, die Erfahrung auszudrücken und anderen Menschen verständlich zu machen, dann erlebe ich das Gefühl nach, indem ich es sprachlich zu rekonstruieren versuche. Was bedeutet das für die Frage, was die Sprache mit uns macht und für die Art des Verständnisses unserer selbst, das wir erlangen, wenn wir über unser Erleben sprechen? »In den meisten Fällen beeinflusst das, was wir über eine Sache sagen, diese Sache nicht. Anders verhält es sich, wenn wir uns selbst zu erkennen und zu verstehen versuchen, indem wir Erleben in Worte fassen.« (Bieri 2008). Genau das habe ich getan: mein Erleben in Worte gefasst, damit andere es verstehen können. Es war für mich nicht immer einfach, mich damit auseinanderzusetzen. Einerseits ist diese Erfahrung für mich mit starken Emotionen verbunden, andererseits bedeutet es generell große Anstrengung, eine Erfahrung

Epilog

wie Selbstvergessenheit mit all ihren körperlichen und psychischen Aspekten zu reflektieren, sie sich bewusst zu machen, zu vergegenwärtigen und angemessen zum Ausdruck zu bringen. Aber ich habe es beharrlich versucht.

Dass es tatsächlich so sein kann, dass »das Erkennen das Erkannte schafft« oder »das Besprechen das Besprochene formt« (Bieri 2008), und immer den Begriff der Identitätsbildung mitgedacht, kann ich regelrecht hören, wann meine eigene Sprache anfängt zu fließen und ich das Gefühl bekomme, ich würde mir meiner selbst sicherer werden. Verändert hätte sich dann etwas in mir auf zwei verschiedene Weisen: Ich habe meine Erinnerungen an die Erfahrung des Hyperfokus ordnen können, indem ich sie erzählt habe. Das ist mir gelungen, weil die exklusive Aufmerksamkeit, die derjenigen einer Hyperfokussierung ähnelt, es mir in besonderem Maße und mit besonderer Klarheit ermöglicht hat. Und dadurch, dass durch die Vergegenwärtigung der Erinnerungen eine neue Gegenwart ähnlichen Charakters entstanden ist, könnte man sagen, dass erzählte Erinnerungen, gegenwärtiges Erleben und Selbstbild zu einer seltenen Kongruenz gefunden haben (Horlitz u. Schütz 2013). »Indem wir Gefühle (und Wünsche) identifizieren, beschreiben und von anderen unterscheiden lernen, wandeln sie sich zu etwas, das genauere Erlebniskonturen hat als vorher. (…) Wir arbeiten durch Selbstbeschreibung an unserer persönlichen Identität« (Bieri 2008). Es ist wunderbar, das in der Literatur zu lesen. Ebenso wunderbar ist es, es auch in meiner eigenen Erfahrung wiederzufinden.

Wenn man mich bitten würde, mich selbst während einer Hyperfokussierung zu zeichnen, entstünde etwas Ganzes, etwas Abgeschlossenes mit deutlicher Form - im Gegensatz zu auseinanderlaufenden, diffusen und unsteten Grenzen für das beschriebene »Alltagserleben« des eigenen Selbst.

Könnte es denn so sein, dass es einen Zusammenhang zwischen der im Alltag meist nur schwer kontrollierbare Reizoffenheit als Symptom der AD(H)S und der Schwierigkeit, eine stabile Identität zu entfalten, gibt? Und wenn das so wäre, könnte das der Grund sein, dass es gerade persönlich besonders bedeutsame Projekte sind, die besondere und exklusive Aufmerksamkeit erhalten und bei denen es zum Hyperfokus kommt? Und zwar mit dem Ziel, die ureigene Identität fühlen und sie somit erfahren und bilden zu können?

Und wenn ich einbeziehe, was Karl Jaspers in seiner Allgemeinen Psychopathologie (1973) über die Unvollendbarkeit des Menschen schreibt, habe ich das Gefühl, die AD(H)S-typische Reizoffenheit macht mich im doppelten Sinne unvollendet. Zum einen gibt es, so beschreibt es Jaspers, die Kombination aus

Hyperfokus als Arbeit an der eigenen Identität beschreiben

Hyperfokus und das Ganze

offenen Möglichkeiten in verschiedenen Spannungsfeldern und der Endlichkeit eines menschlichen Lebens, die für jeden gilt. Zum anderen gibt es dieses Gefühl eines AD(H)S-Betroffenen, diese offenen Möglichkeiten in vielfacher Intensität spüren zu müssen, weil viel mehr von den Einflüssen von außen nach innen gelangen und Handlungsimpulse hervorrufen können. Ist es der Hyperfokus, der mich das aushalten lässt, weil er mich davon für eine Zeit abzugrenzen vermag?

AD(H)S als Inbalance – eine Metapher

Es gibt diese Metapher des Pendels aus der klassischen Physik bzw. Mechanik, die Hans-Peter Dürr (2004) beschreibt. Wenn es nicht nach unten pendle, sondern senkrecht nach oben zeige, an genau dem Scheitelpunkt stehe, wo die Entscheidung fallen muss, ob es nach links oder rechts schwingt, dort sei der Punkt der größten Offenheit. Der Punkt, an dem das Pendel der Welt die größtmögliche Sensitivität entgegenbringt, um restlos jede Bedingung in die Entscheidung über die Fallrichtung einzubeziehen. So fühlt es sich an, wenn ich von den Sinneseindrücken der Gegenwart überströmt werde, und ich bleibe, u. a. dem überlasteten Arbeitsgedächtnis geschuldet, entweder bewegungslos oder werde zum rastlosen Metronom. Zum Metronom zwischen verschiedenen begonnenen und nicht zum Ende geführten Handlungen. Zwischen Hyperfokussierung und Alltag. Kann ich ein stabiles Bewusstsein meiner selbst entwickeln, weil es Dinge gibt, die für mich einen solchen subjektiven Wert haben, dass sie meine Aufmerksamkeit vollkommen binden könnten?

Alles Gute für Sie!

Das Wunderbare daran scheint zu sein, dass es nicht nur zu einer Fokussierung der Aufmerksamkeit kommt, sondern anscheinend trotzdem die Fähigkeit aufrechterhalten wird, die Vielfalt und Komplexität der Außenwelt wahrzunehmen. Denn diese klärt und ordnet sich durch das extreme Maß an Aufmerksamkeit. Es werden mir Details sichtbar, ebenso wie größere Zusammenhänge. Das geschieht in geordneter, klarer, strukturierter Weise, über verschiedene Kontexte hinweg. Einsichten entstehen. Das Erlebnis vermittelt Glücksgefühle, eröffnet Leistungspotenziale und könnte ein Faktor sein, der Identitätsbildung ermöglicht. Noch mehr über die Vielschichtigkeit des Phänomens und den Umgang mit der Hyperfokussierung zu lernen - das wäre gut. Wie schön wäre es, mit Ihnen, den betroffenen Leserinnen und Lesern, darüber ins Gespräch zu kommen ...

Herzliche Grüße und alles Gute
Ihre Anny

PS: Schreiben Sie mir, wenn Sie Ihre Erfahrungen teilen möchten. Nutzen Sie einfach eine der E-Mail-Adressen der Autorinnen (tina.horlitz@uni-bamberg.de).

Serviceteil

Literatur – 96

Stichwortverzeichnis – 99

T. Horlitz, A. Schütz, *ADHS: Himmelweit und unter Druck*,
DOI 10.1007/978-3-662-44404-7 © Springer-Verlag Berlin Heidelberg 2015

Literatur

Allenspach M, Brechbühler A (2005) Stress am Arbeitsplatz. Theoretische Grundlagen, Ursachen, Folgen und Prävention. Huber, Bern

Antonovsky A (1987) Unraveling the myth of health: How people manage stress and stay well. Jossey-Bass, San Francisco

Aronson E, Wilson TD, Akert RM (2004) Sozialpsychologie. Pearson Studium, München

Atkins CJ, Kaplan RM, Toshiman MT (1991) Close relationships in the epidemiology of cardiovascular disease. In: Jones WD, Perlman D (Hrsg) Advances in personal relationships, Vol. 3. Jessica Kingsley, London, S 207–232

Averill JR (1973) Personal control over aversive stimuli and its relationship to stress. Psychol Bull 80: 286–303

Bamberg E, Busch C, Ducki A (2003) Stress- und Ressourcenmanagement. Strategien und Methoden für die neue Arbeitswelt. Huber, Bern

Bandura A (1977) Self-efficacy: Toward a unifying theory of behavioral change. Psychol Rev 84: 191–215

Bandura A (1997) Self-efficacy: The exercise of control. Freeman, New York

Barkley R (2010) ADHS - Hyperfocus. ▶ http://www.youtube.com/watch?v=Yfkg0VWx3rM. Zugriff: 22.09.2014

Bartholdt L, Schütz A (2010) Stress im Arbeitskontext. Ursachen, Bewältigung und Prävention. Beltz, Weinheim

Batra A, Wassmann R, Buchkremer G (2000) Verhaltenstherapie Grundlagen-Methoden-Anwendungsgebiete. Thieme, Stuttgart

Beck JS (1999) Praxis der kognitiven Therapie. Beltz, Weinheim

Bieri P (2008) Was macht die Sprache mit uns? Akzente 1. Carl Hanser, München

Binnewies C, Sonnentag S (2006) Arbeitsbedingungen, Gesundheit und Arbeitsleistung. In: Leidig S, Limbacher K, Zielke M (Hrsg.) Stress im Erwerbsleben. Perspektiven eines integrativen Gesundheitsmanagements. Pabst, Lengerich, S 39–58

Brown GW, Harris TO (1989) Life events and illness. Guilford, New York

Brown TE, McMullen WJ (2001) Attention deficit disorders and sleep/arousal disturbances. Ann NY Acad Sci 931, 271–286

Cannon W (1932) Wisdom of the Body. W.W. Norton & Company, New York

Cantwell DP (1996) Attention deficit disorder: A review of the past 10 years. J Am Acad Child Adolesc Psychiatry 35: 978–987

Cohen S, Wills TA (1985) Stress, social support, and the buffering hypothesis. Psychol Bull 98: 310–357

Csikszentmihályi M (2000) Das Flow-Erlebnis. Jenseits von Angst und Langeweile im Tun aufgehen. 8., unv. Auflage. Klett, Stuttgart

Döpfner M, Rothenberger A, Steinhausen HC (2010) Integrative ätiologische Modelle. In: Steinhausen HC, Rothenberger A, Döpfner M (Hrsg.) Handbuch ADHS. Grundlagen, Klinik, Therapie und Verlauf der Aufmerksamkeitsdefizit-Hyperaktivitätsstörung. Stuttgart: Kohlhammer, Stuttgart, S 145–151

Drexler D (2008) Das integrierte Stress-Bewältigungs-Programm ISP. Pfeiffer bei Klett-Cotta, Stuttgart

Dürr HP (2004) Auch die Wissenschaft spricht nur in Gleichnissen. Die neue Beziehung zwischen Religion und Naturwissenschaften. Herder Verlag, Freiburg

Ellis A (1993) Die rational-emotive Therapie. Pfeiffer, München

Elsässer M, Nyberg E, Stieglitz RD (2010) Kognitiv-behaviorale Strategien in der Behandlung von Erwachsenen mit ADHS. Zeitschrift für Psychiatrie, Psychologie und Psychotherapie 58 (1): 35–44

Eppel H (2007) Stress als Risiko und Chance. Grundlagen von Belastung, Bewältigung und Ressourcen. Kohlhammer, Stuttgart

Faraone SV, Perlis RH, Doyle AE et al. (2005) Molecular genetics of attention-deficit/hyperactivity disorder. Biol Psychiatry 57: 1313–1323

Feldt T, Kinnunen U, Mauno S (2000. A mediational model of sense of coherence in the work context: A one-year follow-up study. J Organ Behav 21: 461–476

Filipp SH, Aymanns P (2009) Kritische Lebensereignisse und Lebenskrisen. Vom Umgang mit den Schattenseiten des Lebens. Kohlhammer, Stuttgart

Greiner A, Langer S, Schütz A (2012) Stressbewältigungstraining für Erwachsene mit ADHS. Springer, Heidelberg

Glass DC, Singer JE (1972) Urban stress: Experiments on the noise and social stressors. Academic Press, New York

Greif S (1991) Stress in der Arbeit. Einführung und Grundbegriffe. In: Greif S, Bamberg E, Semmer N (Hrsg.) Psychischer Stress am Arbeitsplatz. Hogrefe, Göttingen, S 1–28

Greiner A, Langer S, Schütz A (2012) Stressbewältigungstraining für Erwachsene mit ADHS. Springer, Heidelberg

Goschke T, Dreisbach G (2006) Kognitiv-affektive Neurowissenschaft: Emotionale Modulation des Erinnerns, Entscheidens und Handelns. In: Wittchen HU, Hoyer J (Hrsg.) Klinische Psychologie & Psychotherapie. Springer, Berlin, S 107–144

Hallowell EM, Ratey J (1994) Driven to distraction. Pantheon, New York

Hammer M (2006) SBT: Stressbewältigungstraining für psychisch kranke Menschen. Ein Handbuch zur Moderation von Gruppen. Psychiatrie-Verlag, Bonn

Hasselhorn HM (2007) Arbeit, Stress und Krankheit. In: Weber A, Hörmann G (Hrsg.) Psychosoziale Gesundheit im Beruf. Mensch – Arbeitswelt – Gesellschaft. Gentner, Stuttgart, S 47–73

Hesslinger B, Philipsen A, Richter H (2004) Psychotherapie der ADHS im Erwachsenenalter. Ein Arbeitsbuch. Hogrefe, Göttingen

Literatur

Horlitz T, Schütz A (2013) Vielfalt des Selbst im Erleben, Erinnern und Erzählen. In: Lindner K, Kabus A, Bergold R, Schwillus H (Hrsg.) Erinnern und Erzählen: theologische, geistes-, human- und kulturwissenschaftliche Perspektiven. LIT, Berlin

Huber M, Kirchler E, Niederhofer H, Gruber L (2007) Neuropsychiatrie des Methylphenidat bei der Aufmerksamkeits-Defizit/Hyperaktivitäts-Störung (ADHS). Fortschr Neurol Psychiatr 75: 275–284

Hüther G (2011) Biologie der Angst. Wie aus Stress Gefühle werden. Vandenhoeck & Ruprecht, Göttingen

Jacobson E (2011) Entspannung als Therapie; progressive Relaxation in Theorie und Praxis. 7., erweiterte Auflage. Klett-Cotta, Stuttgart

Jaspers K (1973) Allgemeine Psychopathologie. Springer, Heidelberg

Jungbauer-Gans M (2002) Ungleichheit, soziale Beziehungen und Gesundheit. Westdeutscher Verlag, Wiesbaden

Kabat-Zinn J. (1908) Gesund durch Meditation; das vollständige Grundlagenwerk zu MBSR. 1., vollständige Auflage. O.W. Barth, München

Kalimo R, Pahkin K, Mutanen P (2002) Work and personal resources as long-term predictors of well-being. Stress Health 18: 227–234

Kaluza G (2007) Gelassen und sicher im Stress. Springer, Berlin

Kanner AD, Coyne JC, Schaefer C, Lazarus RS (1981). Comparison of two modes of stress measurement: Daily hassles and uplifts versus major life events. J Behav Med 4: 1–39

Kessler RC, Adler L, Barkley R et al. (2006) The prevalence and correlates of adult ADHD in the United States: Results from the National Comorbidity Survey Replication. Am J Psychiatry 163: 716–723

Krause J, Krause KH (2009) ADHS im Erwachsenenalter. 3. vollst. akt. und erw. Auflage. Schattauer, Stuttgart

Laux L, Weber H (1990) Bewältigung von Emotionen. In: Scherer KR (Hrsg.) Enzyklopädie der Psychologie. Psychologie der Emotionen. Hogrefe, Göttingen, S 560–629

Lazarus RS (1984) Puzzles in the study of daily hassles. J Behav Med 7: 375–389

Lazarus RS (1999) Stress and emotion. Springer, New York

Lazarus RS, Folkman S (1984) Stress, appraisal and coping. Springer, New York

Lehmkuhl G, Frölich J, Sevecke K, Döpfner M (2009) Aufmerksamkeitsdefizit-/Hyperaktivitätsstörung im Kindes-, Jugend- und Erwachsenenalter. Uni-Med, Bremen

Van der Linden D, Frese M, Meijman TF (2003a) Mental fatigue and the control of cognitive processes: Effects on perseveration and planning. Acta Psychol 113: 45–65

Van der Linden D, Frese M, Sonnentag S (2003b) The impact of mental fatigue on exploration in a complex computer task: Rigidity and loss of systematic strategies. Hum Factor 45: 483–494

Litzcke S, Schuh H (2010) Stress, Mobbing und Burn-Out am Arbeitsplatz. Springer, Berlin

Locke EA, Latham GP (1984) Goal setting: A motivational technique that works. Prentice-Hall, Englewood Cliffs

Maddux JE (1995) Self-efficacy, adaption, and adjustment: Theory, research, and application. Plenum, New York

Neuhaus C (2005) Lass mich, doch verlass mich nicht. ADHS und Partnerschaft. dtv, München

Polancyk G, de Lima MS, Horta BL, Biedermann J, Rohde LA (2007) The worldwide prevalence of ADHD: A systematic review and metaregression analysis. Am J Psychiatr, 164: 942–948

Retz W, Pajonk FG, Rösler M (2003) Die Aufmerksamkeitsdefizit-/Hyperaktivitätsstörung (ADHS) im Erwachsenenalter. Psychoneuro 29: 527–531

Retz-Junginger P, Retz W, Blocher D, Weijers HG, Trott GE, Wender PH, Rössler M (2002) Wender Utah rating scale. The short-version for the assessment of the attention-deficit hyperactivity disorder in adults. Nervenarzt 73: 830–838

Rheinberg F (2006) Motivation. Kohlhammer, Stuttgart

Rothenberger A (2010) Schlafverhalten und Schlafstörungen. In: Steinhausen HC, Rothenberger A, Döpfner M (Hrsg.) Handbuch ADHS. Grundlagen, Klinik, Therapie und Verlauf der Aufmerksamkeitsdefizit-Hyperaktivitätsstörung. Kohlhammer, Stuttgart, S 145–151

Rotter JB (1954) Social learning and clinical psychology. Prentice Hall, New York

Rotter JB (1966) Generalized expectancies of internal versus external control of reinforcements. Psychol Monographs 80, No 1, Whole No. 609

Röhrle B (1994) Soziale Netzwerke und soziale Unterstützung. Beltz, Weinheim & Basel

Rüsseler J (2008) Neuropsychologische Therapie. Grundlagen und Praxis der Behandlung kognitiver Störungen bei neurologischen Erkrankungen. Kohlhammer, Stuttgart

Salovey P, Rothman AJ, Detweiler JB, Steward WT (2000) Emotional states and physical health. Am Psychol 55: 110–21

Safren SA, Perlman CA, Sprich S, Otto MW (2009) Kognitive Verhaltenstherapie der ADHS des Erwachsenenalters. Medizinisch Wissenschaftliche Verlagsgesellschaft, Berlin

Schmidt MH (2002. Hyperkinetisches Syndrom: Diagnostik, Differentialdiagnostik, Ätiologie und Verlauf. In: Bundesärztekammer (Hrsg.) Fortschritt und Fortbildung in der Medizin 26, III/4–III/10

Schultz JH (2003) Das autogene Training; konzentrative Selbstentspannung – Versuch einer klinisch-praktischen Darstellung. 20., unveränderte Auflage. Thieme, Stuttgart

Schütz A (2005) Je selbstsicherer desto besser? Licht und Schatten positiver Selbstbewertung. Beltz, Weinheim

Schütz A, Hoge L (2007) Positives Denken: Vorteile – Risiken – Alternativen. Kohlhammer, Stuttgart

Selye H (1953) Einführung in die Lehre vom Adaptionssyndrom. Thieme, Stuttgart

de Shazer S, Dolan Y (2013) Mehr als ein Wunder: Lösungsorientierten Kurzzeittherapie heute. Carl Auer, Heidelberg

Solanto MV, Marks DJ, Mitchell KJ, Wasserstein J, Kofman, MD (2008) Development of a new psychosocial treatment for adult ADHD. J Atten Disord 11: 728–736

Steinhausen HC, Sobanski E (2010) Klinischer Verlauf. In: Steinhausen HC, Rothenberger A, Döpfner M (Hrsg.) Handbuch ADHS. Grundlagen, Klinik, Therapie und Verlauf der Aufmerksamkeitsdefizit-Hyperaktivitätsstörung. Kohlhammer, Stuttgart, S 152–171

Tannock R (1998) Attention deficit hyperactivity disorder: Advances in cognitive, neurobiological, and genetic research. Journal of Child Psychology and Psychiatry 39: 65–100

Tausch R (1993) Hilfen bei Stress und Belastung. Rowohlt, Reinbek

Taylor SE, Klein LC, Lewis BP et al. (2000) Biobehavioral responses to stress in females: Tend-and-befriend, not fight-or-flight. Psychol Rev 107: 411–429

Wender PH (1995) Attention-deficit-hyperactivity disorders in adults. Oxford University Press, New York

World Health Organization (1992) The ICD-10 Classification of Mental and Behavioral Disorders. WHO, Genf

Yerkes RM, Dodson JD (1908) The relation of strength of stimulus to rapidity of habit-formation. Journal of Comparative Neurology and Psychology 18: 459–482

Zylowska L, Ackerman DL, Yang MH, Futrell JL, Horton NL, Hale TS, Pataki C, Smalley SL (2008) Mindfulness meditation training in adults and adolescents with ADHD: a feasibility study. J Atten Disord 77: 737–746

Stichwortverzeichnis

A
Ablenkbarkeit 13
Ablenkung 81
achtsamkeitsbasierte Stressreduktion 32
Affektkontrolle 47
Affektlabilität 47
allgemeines Adaptationssyndrom 25
Aufmerksamkeit 28, 40, 47
Aufmerksamkeits- und Konzentrationsdefizite (Therapie) 14
Ausgleich 31
autogenes Training 32
Autonomie 43

B
Begleiterscheinungen 9
Biofeedback 15
biologische Auslöser (Intervention) 10

D
daily hassles 22
Desorganisation 7, 13
Diagnostik 9
dialektisch-behaviorale Therapie 13

E
Eigenmotivation 40, 43
emotionale Stressreaktion 28
Emotionen 14
Entspannung 29, 31

F
Flow 36, 37, 49, 50

G
Glück 43
Grundlagenwissen 55

H
Häufigkeit 9
Herausforderung 35, 36
Hyperaktivität 6, 47
Hyperfokus 17, 39, 40, 42, 50

I
Identität 44
Impulsivität 7, 13, 14, 47
Interesse 40

K
Kernsymptome 6
kognitive Verhaltenstherapie 13
Kohärenzerleben 34
Kompensationsstrategien 16
Komplexität 43
Kontrollüberzeugung 33
Kreativität 43

L
Lebensbereiche 69
Leistungsfähigkeit 35, 43
Life-Events 22

M
Meditation 32
metakognitive Therapieansätze 14
Mindfulness-Meditation-Trainings 14

N
Neurofeedback 15

O
optimale Reizumgebung 41
Optimismus 34

P
Prioritäten 70
progressive Muskelrelaxation 31
psychologische Perspektive (Intervention) 10
Psychotherapie 12

R
Reflexionsfähigkeit 14
Reizbarkeit 47
Relevanz 43
Ressourcen 16, 28, 33, 34, 48, 65, 72
Risikofaktoren 8

S
Selbst- und Fremdbeurteilungsverfahren 14
Selbstlob 84
Selbstmanagement 16
Selbstreflexion 56
Selbstwert 33
Selbstwirksamkeit 33, 81
Sicherheit 44
sozialen Umwelt (Intervention) 11
Stimmungsschwankungen 8
Stress 20, 23, 24, 26, 27, 49, 60
Stressbewältigungsstrategien
– emotionsorientierte 29
– problemorientierte 29
Stressbewältigungstrainings 16
Stressmanagement 16
Stressoren 21, 28, 60
Stressreaktionen 60

T
Tätigkeit 42
transaktionales Stressmodell 23

U
Unaufmerksamkeit 6

V

Veränderungen im Verlauf 9

W

Wender-Utah-Kriterien 45
Wunderfrage 58

Y

Yoga 32

Z

Zeit 41
Zeitmanagement 72
Ziele 49, 56, 68

springer.com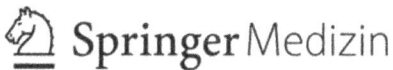

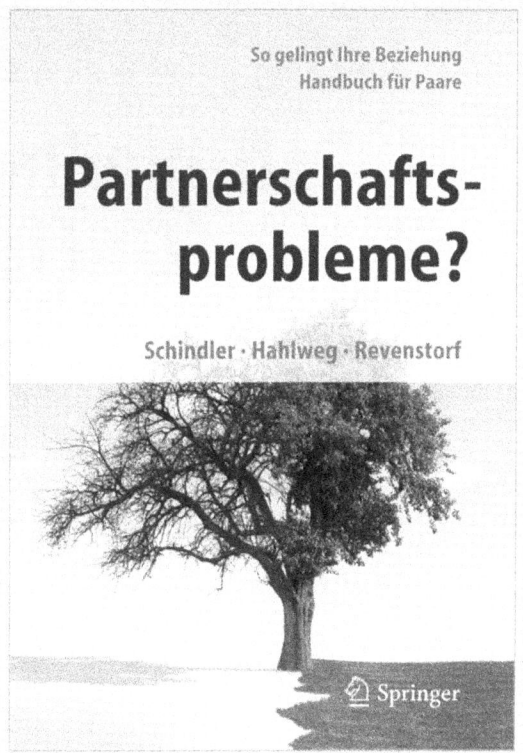

4., überarb. Aufl. 2013.
IX, 149 S. 51 Abb. in
Farbe. Brosch.
€ (D) 19,95
€ (A) 20,51 | sFr 25,00
ISBN 978-3-642-29008-4

So gelingt Ihre Beziehung - Handbuch für Paare

- Selbsthilfe zu psychologischem Dauerthema
- Übersichtlich: z.B. 10 Gebote der Beziehungspflege
- Wissenschaftlich fundiert

Jetzt bestellen!

springer.com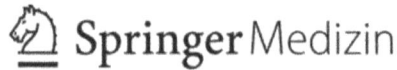

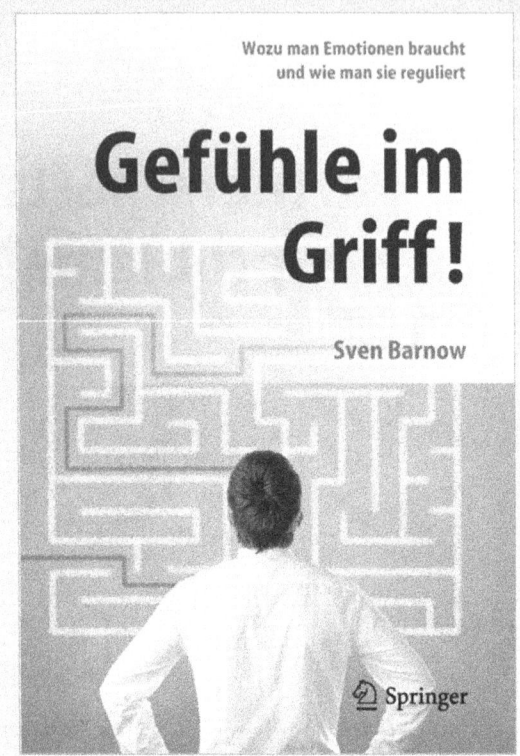

2014. XI, 149 S.
32 Abb. Brosch.
€ (D) 19,99
€ (A) 20,55 | sFr 25,00
ISBN 978-3-642-35349-9

Wozu man Emotionen braucht und wie man sie reguliert

- Selbsthilfe: Ein 8-Wochen-Programm zur Emotionsregulation
- Fachmann: Schreibt mit anschaulichen Beispielen, Selbsttests plus Auswertungen, und nachweislich hilfreichen Strategien
- Verständlich: Treten Sie Ihre eigene Reise zum „Gefühlsexperten" an

Jetzt bestellen!

springer.com 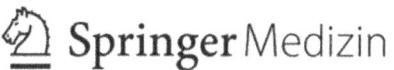

5., überarb. Aufl. 2014.
X, 292 S. 8 Abb. Geb.
€ (D) 29,99
€ (A) 30,83 | sFr 37,50
ISBN 978-3-642-36254-5

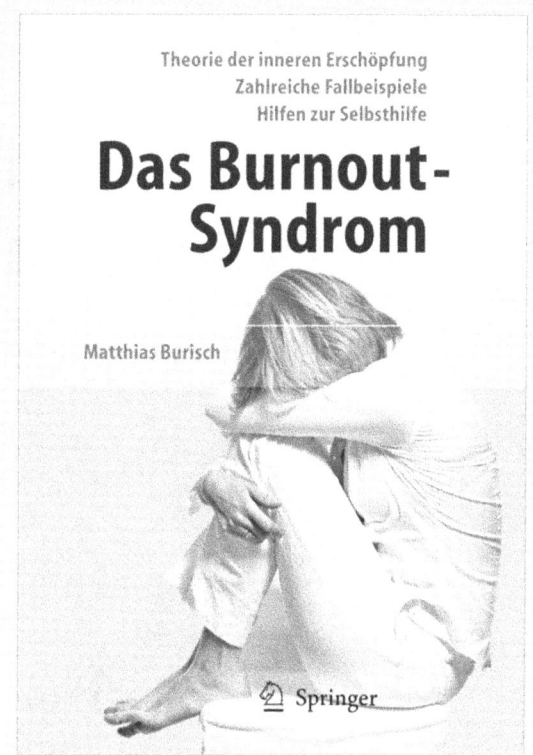

Theorie der inneren Erschöpfung – Zahlreiche Fallbeispiele – Hilfen zur Selbsthilfe

- Umfassende Theorie des Syndroms von dem Experten für das Thema Burnout
- Zahlreiche Fallbeispiele
- Für Fachleute und Betroffene: Was kann man gegen das Ausbrennen tun?
- 5. Auflage aktualisiert und erweitert

Jetzt bestellen!

springer.com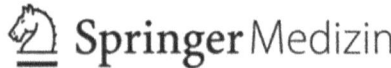

2014. Etwa 180 S.
15 Abb. Brosch.
€ (D) 19,99 | € (A) 20,55 |
sFr 25,00
ISBN 978-3-642-40930-1

Das Erfolgsprogramm seit über 15 Jahren:
Selbsthilfe zum Nichtrauchen

Rauchfrei in 5 Wochen

Ernest Groman · Astrid Tröstl

Springer

Das Erfolgsprogramm: Selbsthilfe zum Nichtrauchen

- Gesundheitstrend: Rauchen ist out - handeln Sie jetzt
- Selbsthilfe: Erfahrungen aus über 10.000 Beratungsgesprächen
- Erfolgreich: 1.000 glückliche Nichtraucher
- Experten: Seit über 15 Jahren Veranstalter von Raucherberatungsprogrammen

Jetzt bestellen!

springer.com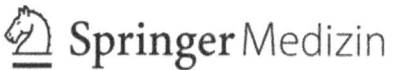

2014. XI, 115 S.
5 Abb. Brosch.
€ (D) 19,99
€ (A) 20,55 | sFr 25,00
ISBN 978-3-642-54822-2

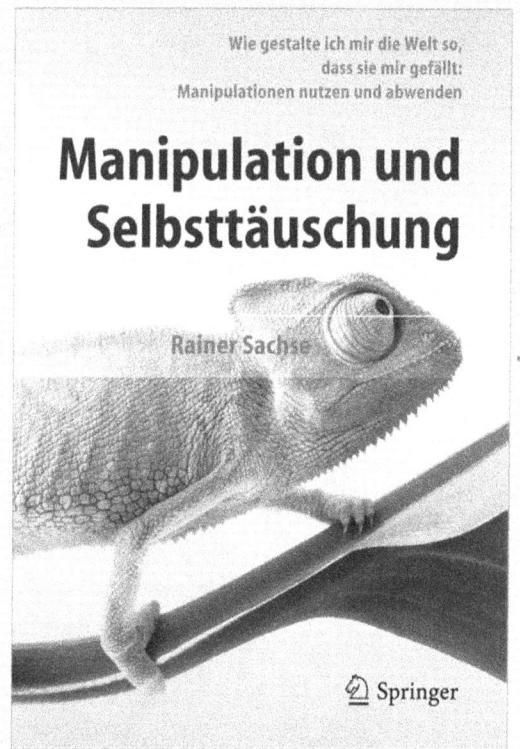

Manipulationen nutzen und abwenden

- Trifft Leserbedarf: Manipulationen identifizieren und aktiv mit der Situation umgehen

- Trifft Entwicklungsfragen: Menschen können Interaktionen, vor allem schwierige, besser verstehen und gestalten

- Trifft Führungs- und Teamfragen: Menschen können sich und andere besser verstehen

Jetzt bestellen!

springer.com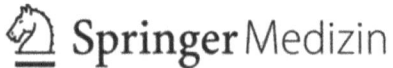

5., korr. Aufl. 2014.
Etwa 220 S. 29 Abb. in
Farbe. Brosch.
€ (D) 19,99
€ (A) 20,55 | sFr 25,00
ISBN 978-3-642-41676-7

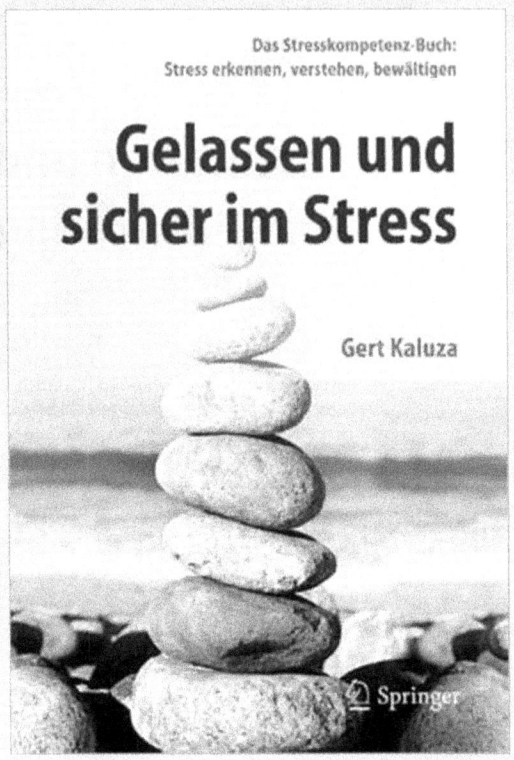

Das Stresskompetenz-Buch: Stress erkennen, verstehen, bewältigen

- Äußere und innere Stressoren und die Stressreaktion: 3 Ansatzpunkte für das Stressmanagement
- Alltagstaugliche Tipps: Stress erkennen, verstehen, bewältigen
- Mit Fragebögen, Anleitungen zur Selbstbeobachtung und Checklisten
- Anerkannt: Von den Krankenkassen anerkannte Präventionsleistung

Jetzt bestellen!

springer.com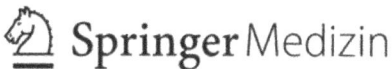

6., vollst. überarb. Aufl.
2013. XII, 198 S.
9 Abb. Brosch.
€ (D) 19,95
€ (A) 20,51 | sFr 25,00
ISBN 978-3-642-28623-0

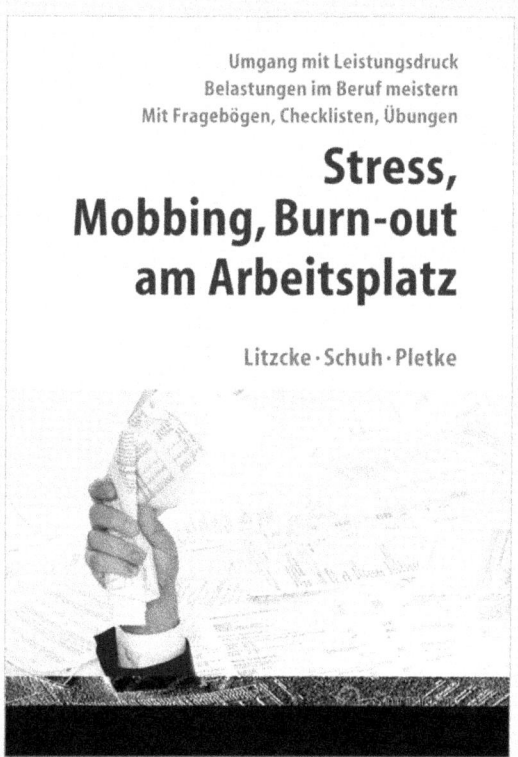

Umgang mit Leistungsdruck – Belastungen im Beruf meistern

- Verständlich: Leicht nachvollziehbare Strategien für den Umgang mit Stress, Mobbing und Burn-out
- Guter Transfer: Tagesprotokolle, Übungen, Arbeitsblätter
- Neu: Arbeitsrechtliche Aspekte bei Mobbing

Jetzt bestellen!

GPSR Compliance
The European Union's (EU) General Product Safety Regulation (GPSR) is a set of rules that requires consumer products to be safe and our obligations to ensure this.

If you have any concerns about our products, you can contact us on

ProductSafety@springernature.com

In case Publisher is established outside the EU, the EU authorized representative is:

Springer Nature Customer Service Center GmbH
Europaplatz 3
69115 Heidelberg, Germany

www.ingramcontent.com/pod-product-compliance
Lightning Source LLC
Chambersburg PA
CBHW051611100426
42873CB00019B/428